CW01177402

Le livre de recettes à faible cholestérol

+50 recettes faciles et délicieuses

Tom Dumas

Tous les droits sont réservés.

Avertissement

Les informations contenues dans i sont destinées à servir de collection complète de stratégies sur lesquelles l'auteur de cet eBook a effectué des recherches. Les résumés, stratégies, trucs et astuces ne sont que des recommandations de l'auteur, et la lecture de cet eBook ne garantira pas que les résultats refléteront exactement les résultats de l'auteur. L'auteur de l'eBook a fait tous les efforts raisonnables pour fournir des informations actuelles et exactes aux lecteurs de l'eBook. L'auteur et ses associés ne seront pas tenus responsables de toute erreur ou omission involontaire qui pourrait être trouvée. Le contenu de l'eBook peut inclure des informations provenant de tiers. Les documents de tiers comprennent les opinions exprimées par leurs propriétaires. En tant que tel, l'auteur de l'eBook n'assume aucune responsabilité pour tout matériel ou avis de tiers.

L'eBook est copyright © 2021 avec tous droits réservés. Il est illégal de redistribuer, copier ou créer un travail dérivé de cet eBook en tout ou en partie. Aucune partie de ce rapport ne peut être reproduite ou retransmise sous quelque forme que ce soit reproduite ou retransmise sous quelque forme que ce soit sans l'autorisation écrite expresse et signée de l'auteur.

TABLE DES MATIÈRES

INTRODUCTION	6
CÉLERI SCHNITZEL	15
SALADE DE CÉLERI AUX NOIX	17
YOGOURT FAIT MAISON	19
SPAETZLE MAISON	21
SEL AUX HERBES AUTO-FABRIQUÉ	23
Lanières de porc aux échalotes	25
FILET DE PORC À LA SAUCE PAPRIKA	27
Ragoût salé noir	30
SALADE DE CAROTTES RAPIDE	33
PORRIDGE DE LAIT D'AVOINE RAPIDE AVEC PULPE DE POMME	35
SOUPE AUX LENTILLES RAPIDE	37
SAUCE AU JAMBON ET CHAMPIGNONS	39
ÉGLEFIN	41
POMMES DE TERRE AU TRÉSOR	43
LÉGUMES CHAUDS	46
Ragoût à la citrouille SHARP	49
ÉCHALOTTES AU VIN ROUGE ET CHAMPIGNONS	52
SALADE SAUERKRAUT	54
SALSA	56
SALADE DE HARICOTS BLANCS	58

SOUPE DE FUSÉE AU LAIT DE COCO 60
TARTINADE DE POIVRE À POINTE ROUGE 63
SOUPE DE BETTERAVE ROUGE 65
SOUPE DE BETTERAVE ROUGE 67
SALADE DE FENOUIL CRU 69
LANGUE DE BOEUF AVEC SAUCE AU VIN ROUGE 71
CREVETTES ROYALES AU BASILIC 74
CREVETTES DU ROI DANS UNE MARINADE DE CURRY 77
COMPOTE DE RHUBARBE 79
SALADE DE RADIS 81
RIZ DE LA VAPEUR 82
RATATOUILLE DE LA VAPEUR 84
SOUPE DE RADIS À LA MENTHE 86
PORRIDGE DE QUINOA 88
Ragoût de quinoa 90
FROMAGE À LA CAISSE 93
QUARK AVEC SAUCE AUX FRUITS DE LA PASSION 95
TREMPETTE AU FROMAGE COTTAGE AVEC CRESS . 97
QUARK DIP POUR POMMES DE TERRE 99
TURQUIE SCHNITZEL AU RIZ 101
Rouleau de dinde rôtie 103
JAMBE DE TURQUIE BRAISÉE 106

Curry de dinde à l'ananas 109
Rôti de dinde classique 111
SHASHLIK DE TURQUIE ET LÉGUMES 113
PORRIDGE AU YAOURT 115
PORRIDGE AUX GRAINES DE CHIA 117
BASE POLENTA 119
RECETTE DE PÂTE À PIZZA DE BASE 121
COURGE AU BUTTERNUT ÉPICÉE DU FOUR 123
CONCLUSION 125

INTRODUCTION

Un régime faible en gras réduit la quantité de graisse ingérée par les aliments, parfois de manière drastique. Selon la façon dont ce concept de régime ou de nutrition est extrême, il est possible de consommer à peine 30 grammes de matières grasses par jour.

Avec une alimentation complète conventionnelle selon l'interprétation de la Société allemande de nutrition, la valeur recommandée est plus de deux fois plus élevée (environ 66 grammes ou 30 à 35 pour cent de l'apport énergétique quotidien). En réduisant considérablement les graisses alimentaires, les kilos devraient chuter et / ou ne pas s'asseoir sur les hanches.

Même s'il n'y a pas d'aliments interdits en soi avec ce régime: avec la saucisse de foie, la crème et les frites, vous avez atteint la limite quotidienne de graisse plus rapidement que vous ne pouvez dire «loin d'être plein». Par conséquent, pour un régime à faible teneur en matières grasses, principalement ou exclusivement des aliments à faible teneur en matières grasses devraient se retrouver dans l'assiette - de préférence des «bonnes» graisses telles que celles des huiles de poisson et végétales.

QUELS SONT LES AVANTAGES D'UNE RÉGIME FAIBLE EN GRAS?

Les graisses fournissent des acides gras essentiels (essentiels). Le corps a également besoin de graisse pour pouvoir absorber certaines vitamines (A, D, E, K) des aliments. Éliminer complètement les graisses de votre alimentation ne serait donc pas une bonne idée.

En fait, en particulier dans les pays industrialisés riches, on consomme beaucoup plus de matières grasses chaque jour que ne le recommandent les experts. Un problème avec cela est que la graisse est particulièrement riche en énergie - un gramme contient 9,3 calories et donc deux fois plus qu'un gramme de glucides ou de protéines. Un apport accru en graisses favorise donc l'obésité. De plus, trop d'acides gras saturés, comme ceux du beurre, du saindoux ou du chocolat, augmenteraient le risque de maladies cardiovasculaires et même de cancer. Manger des régimes faibles en gras pourrait éviter ces deux problèmes.

ALIMENTS FAIBLES EN GRAISSE: TABLEAU DES ALTERNATIVES LEAN

La plupart des gens doivent être conscients qu'il n'est pas sain de se gaver de graisse incontrôlée. Les sources évidentes de graisse telles que les bords gras sur la viande et les saucisses ou les lacs de beurre dans la poêle sont faciles à éviter.

Cela devient plus difficile avec les graisses cachées, comme celles que l'on trouve dans les pâtisseries ou le fromage. Avec ce dernier, la quantité de matière grasse est parfois donnée en pourcentage absolu, parfois en «% FiTr», c'est-à-dire la teneur en matière grasse de la matière sèche qui survient lorsque l'eau est retirée de l'aliment.

Pour un régime pauvre en matières grasses, vous devez regarder attentivement, car un fromage blanc à la crème avec 11,4% de matières grasses semble plus faible en gras qu'un avec 40% de fiTr. Les listes d'experts en nutrition (par exemple la DGE) permettent d'intégrer le plus facilement possible une alimentation faible en gras dans la vie quotidienne et d'éviter les risques de trébuchement. Par exemple, voici une table au lieu d'une table (aliments riches en matières grasses avec des alternatives faibles en matières grasses):

Aliments riches en graisses

Alternatives faibles en gras

Beurre

Fromage à la crème, fromage blanc aux herbes, moutarde, crème sure, concentré de tomate

Frites, pommes de terre sautées, croquettes, crêpes de pommes de terre

Pommes de terre en veste, pommes de terre au four ou pommes de terre au four

Poitrine de porc, saucisse, oie, canard

Veau, chevreuil, dinde, escalope de porc, -lende, poulet, magret de canard sans peau

Lyoner, mortadelle, salami, saucisse de foie, boudin noir, bacon

Jambon cuit / fumé sans bord gras, saucisses faibles en gras comme jambon de saumon, poitrine de dinde, viandes rôties, saucisse aspic

Alternatives sans gras à la saucisse ou au fromage ou à combiner avec eux

Tomate, concombre, tranches de radis, laitue sur pain ou même tranches de banane / quartiers de pomme fins, fraises

Bâtonnet de poisson

Poisson cuit à la vapeur et faible en gras

Thon, saumon, maquereau, hareng

Morue à la vapeur, lieu noir, haddock

Lait, yaourt (3,5% de matière grasse)

Lait, yaourt (1,5% de matière grasse)

Crème de fromage blanc (11,4% de matière grasse = 40% de fiTr.)

Quark (5,1% de matières grasses = 20% de fiTr.)

Fromage à la crème double (31,5% de matière grasse)

Fromage étagé (2,0% de matière grasse = 10% FiTr.)

Fromage gras (> 15% de matière grasse = 30% FiTr.)

Fromages allégés (max.15% de matière grasse = max.30% de fiTr.)

Crème fraîche (40% de matière grasse)

Crème sure (10% de matière grasse)

Mascarpone (47,5% de matière grasse)

Fromage à la crème granuleux (2,9% de matière grasse)

Gâteau aux fruits avec pâte brisée

Gâteau aux fruits avec levure ou pâte éponge

Gâteau éponge, gâteau à la crème, biscuits aux pépites de chocolat, sablés, chocolat, barres

Bonbons faibles en gras comme le pain russe, les doigts de dame, les fruits secs, les oursons en gélatine, les gommes aux fruits, les mini bisous au chocolat (attention: le sucre!)

Crème de nougat aux noix, tranches de chocolat

Fromage à la crème granuleux avec un peu de confiture

Des croissants

Croissants bretzels, petits pains complets, pâtisseries à la levure

Noix, chips de pommes de terre

Bâtonnets de sel ou bretzels

Crème glacée

Glace aux fruits

Olives noires (35,8% de matière grasse)

olives vertes (13,3% de matière grasse)

RÉGIME FAIBLE EN GRAISSE: COMMENT ÉCONOMISER DES GRAISSES AU MÉNAGE

En plus d'échanger des ingrédients, il existe quelques autres astuces que vous pouvez utiliser pour intégrer un régime faible en gras dans votre vie de tous les jours:

La cuisson à la vapeur, le ragoût et les grillades sont des méthodes de cuisson économes en matières grasses pour un régime faible en gras.

Cuire dans le Römertopf ou avec des casseroles spéciales en acier inoxydable. Les aliments peuvent également être préparés sans matière grasse dans des casseroles enduites ou dans du papier d'aluminium.

Vous pouvez également économiser de la graisse avec un pulvérisateur à pompe: versez environ la moitié de l'huile et de l'eau, secouez-la et vaporisez-la sur la base de la casserole avant de la faire frire. Si vous n'avez pas de pulvérisateur à pompe, vous pouvez graisser la batterie de cuisine avec une brosse - cela économise également de la graisse.

Pour un régime faible en gras dans les sauces à la crème ou les casseroles, remplacez la moitié de la crème par du lait.

Laisser refroidir les soupes et les sauces, puis retirer le gras de la surface.

Préparez les sauces avec un peu d'huile, de crème sure ou de lait.

Les bouillons de rôtis et de légumes peuvent être liés avec des légumes en purée ou des pommes de terre crues râpées pour un régime faible en gras.

Mettez du papier sulfurisé ou du papier d'aluminium sur la plaque à pâtisserie, il n'est alors pas nécessaire de graisser.

Ajoutez simplement un petit morceau de beurre et des herbes fraîches aux plats de légumes, et les yeux vont bientôt manger aussi.

Attachez les plats à la crème avec de la gélatine.

RÉGIME FAIBLE EN GRAISSE: À quel point est-il vraiment sain?

Depuis longtemps, les experts en nutrition sont convaincus qu'une alimentation faible en gras est la clé d'une silhouette mince et de la santé. Le beurre, la crème et la viande rouge, par contre, étaient considérés comme un danger pour le cœur, les valeurs sanguineset échelles. Cependant, de plus en plus d'études suggèrent que la graisse n'est pas aussi mauvaise qu'elle l'est. Contrairement à un plan nutritionnel à faible teneur en matières grasses, les sujets testés pouvaient, par exemple, s'en tenir à un menu méditerranéen avec beaucoup d'huile végétale et de poisson, étaient en meilleure santé et ne grossissaient toujours pas.

En comparant différentes études sur les graisses, les chercheurs américains ont constaté qu'il n'y avait aucun lien entre la consommation de graisses saturées et le risque de maladie coronarienne. Il n'y avait pas non plus de preuve scientifique claire que les régimes pauvres en graisses prolongent la vie. Seules les graisses dites trans, produites, entre autres, lors de la friture et du durcissement partiel des graisses végétales (dans les frites, les chips, les produits de boulangerie prêts à l'emploi, etc.), ont été classées comme dangereuses par les scientifiques.

Ceux qui mangent uniquement ou principalement des aliments faibles en gras ou sans gras mangent probablement plus consciemment dans l'ensemble, mais courent le risque de consommer trop peu de «bons gras». Il existe également un risque de manque de vitamines liposolubles, que notre corps a besoin de graisse pour absorber.

Régime faible en gras: le résultat

Un régime pauvre en graisses nécessite de traiter les aliments que l'on a l'intention de consommer. En conséquence, on est susceptible d'être plus conscient d'acheter, de cuisiner et de manger.

Pour perdre du poids, cependant, ce n'est pas principalement la provenance des calories qui compte, mais le fait que vous en consommez moins par jour que vous n'en consommez. Plus encore: les graisses (essentielles) sont nécessaires à la santé générale, car sans elles, le corps ne peut pas utiliser certains nutriments et ne peut pas effectuer certains processus métaboliques.

En résumé, cela signifie: un régime pauvre en graisses peut être un moyen efficace de contrôle du poids ou un moyen de compenser l'indulgence des graisses. Il n'est pas conseillé de se passer entièrement des graisses alimentaires.

CÉLERI SCHNITZEL

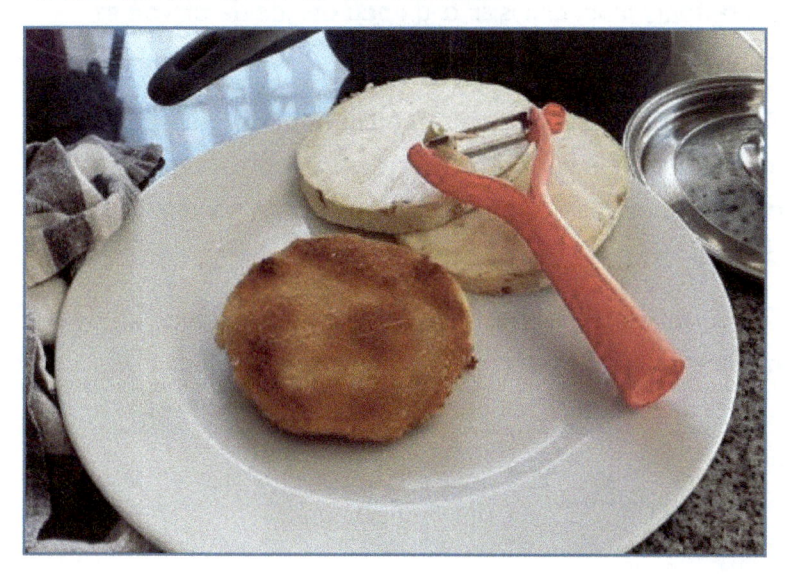

Portions: 2

INGRÉDIENTS

- 1 pc   Bulbe de céleri
- 1 coup Jus de citron à arroser
- 1 prix sel
- 1 prix Poivre du moulin
- pour la panure
- 2 cuillères à soupe   Farine
- 2 pièces   Œufs de taille moyenne
- 3 cuillères à soupe   chapelure

PRÉPARATION

Peler le céleri, le couper en tranches d'environ 0,5 à 1 cm d'épaisseur, arroser d'un peu de jus de citron et assaisonner de sel et de poivre.

Puis panez les escalopes de céleri - tournez d'abord les morceaux dans la farine, puis dans l'œuf battu et enfin dans la chapelure. Appuyez un peu sur la panure avec vos doigts.

Enfin, faites chauffer une poêle enduite d'huile ou de beurre clarifié et faites-y revenir les escalopes de céleri des deux côtés pendant environ 5 minutes.

SALADE DE CÉLERI AUX NOIX

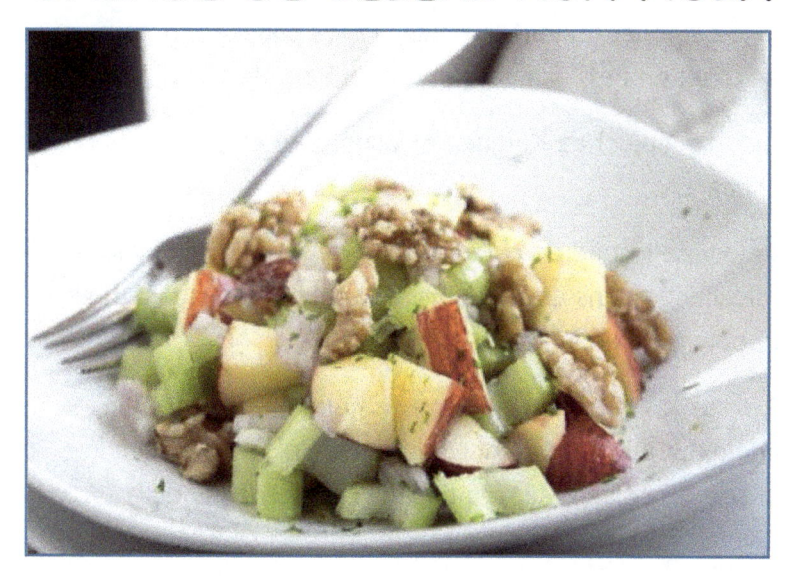

S

Portions: 4

INGRÉDIENTS

- 1 Fédération céleri
- 2 pièces Pommes
- 1 pc oignon
- 50 GRAMMES Noix, hachées
- pour la vinaigrette
- 4 cuillères à soupe huile de noix
- 4 cuillères à soupe L'huile de colza
- 4 cuillères à soupe Vinaigre balsamique
- 1 prix sel
- 1 prix poivre

PRÉPARATION

Lavez soigneusement le céleri et les pommes et coupez les deux en petits morceaux, env. 1 cm de taille.

Ensuite, épluchez l'oignon et coupez-le en petits morceaux.

Mélangez l'huile de colza, l'huile de noix et le vinaigre balsamique dans une vinaigrette, puis ajoutez du sel et du poivre au goût.

Mettez les noix, les pommes, le céleri, l'oignon et la vinaigrette ensemble dans un bol et laissez infuser la salade de céleri. Mettre au réfrigérateur pendant environ 30 minutes, puis servir.

YOGOURT FAIT MAISON

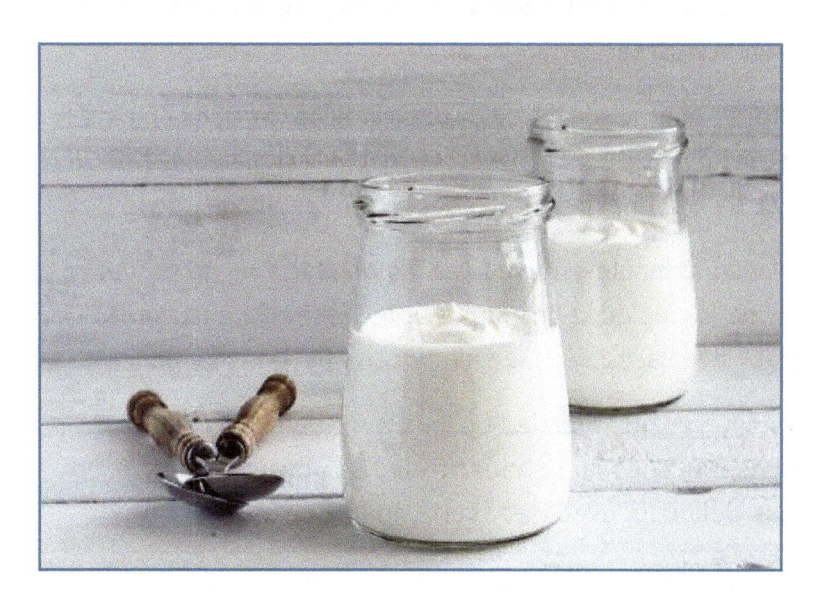

Portions: 4

INGRÉDIENTS

- 1 l   Lait entier biologique, frais
- 150 G Yaourt nature bio, avec des cultures vivantes
- 4 pièces   Bocaux à vis
- 1 pc   Thermomètre à liquide

PRÉPARATION

Préchauffez d'abord le four à 50 ° C haut / bas.

Ensuite, mettez le lait entier frais dans une casserole et chauffez à 90 ° C en remuant constamment et maintenez pendant environ 5 minutes. Assurez-vous de mesurer la température avec un thermomètre.

Retirez ensuite le lait du feu et laissez-le refroidir à 49 ° C. Mesurez la température exacte avec un thermomètre.

Placez maintenant 4 bocaux à vis propres dans un plat allant au four. Incorporer le yaourt nature au lait et répartir le mélange lait-yaourt sur les bocaux à vis.

Placez le moule avec les verres dans le four préchauffé et ne le déplacez pas si possible. Éteignez ensuite le four et laissez reposer les bocaux pendant 10 heures.

Enfin, fermez bien les bocaux avec un couvercle et conservez-les au réfrigérateur. Le yogourt fait maison est délicieux avec des fruits ou une compote.

SPAETZLE MAISON

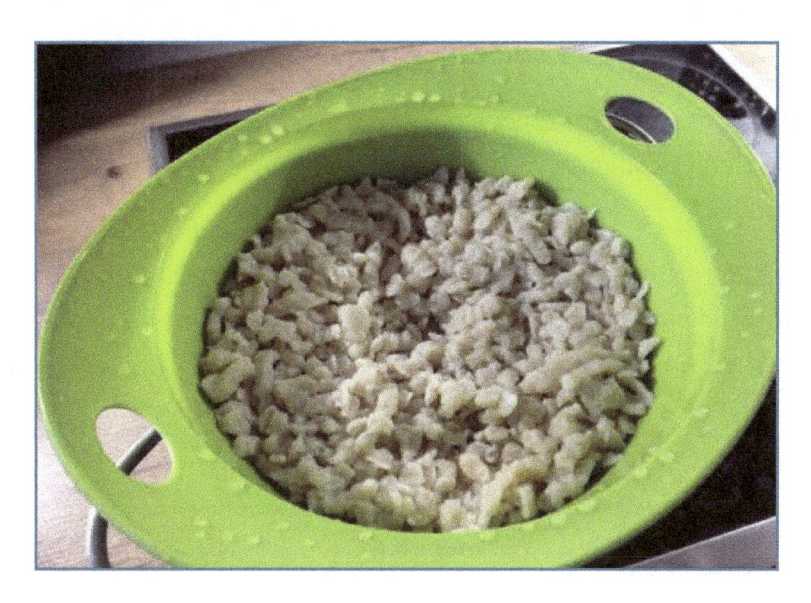

Portions: 3

INGRÉDIENTS

- 375 G Farine
- 2 pièces   Des œufs
- 1 prix sel
- 250 ml l'eau

PRÉPARATION

Pour ce faire, tamisez la farine dans un bol, ajoutez les œufs et une bonne pincée de sel et remuez doucement avec une cuillère en bois.

Puis remuez vigoureusement avec un batteur à main (crochet pétrisseur), en ajoutant l'eau par petites gorgées jusqu'à ce que la pâte bouillonne, soit lisse et pas trop ferme.

À l'aide d'une presse à spaetzle (éventuellement par portions), versez la pâte dans une grande casserole avec de l'eau bouillante et laissez infuser (environ 4 à 6 minutes).

Dès qu'ils remontent à la surface, sortez le spaetzle fait maison de l'eau avec une cuillère à fente et versez-le dans un tamis pour l'égoutter.

SEL AUX HERBES AUTO-

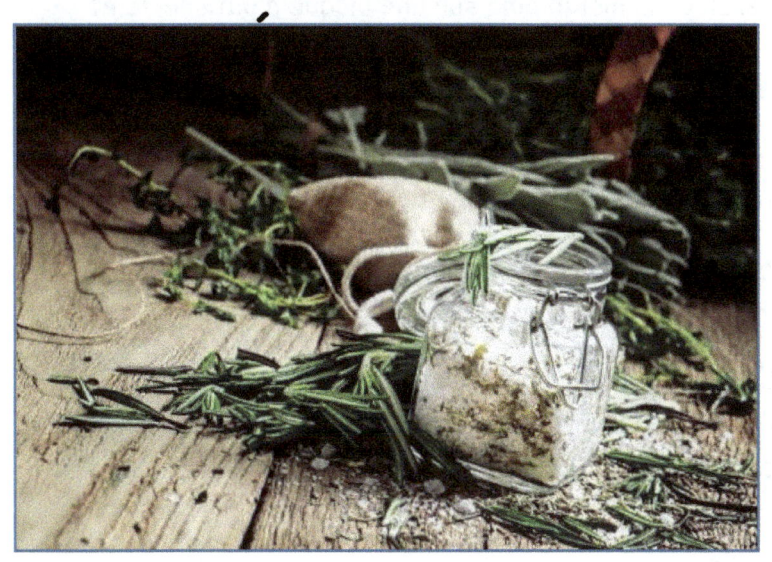

S

Portions: 5

INGRÉDIENTS

- 1 Fédération marjolaine
- 1 kg   Sel de mer (gros)
- 1 Fédération persil
- 1 Fédération Romarin
- 1 Fédération ciboulette
- 1 Fédération thym
- 1 Fédération sauge

PRÉPARATION

Déposer le romarin, le thym, la sauge, la ciboulette, le persil et la marjolaine sur une plaque à pâtisserie et sécher au four à 35 ° C pendant environ 30 minutes. Tournez-le de temps en temps.

Ensuite, séparez les feuilles des tiges et mélangez les feuilles avec le sel marin.

Maintenant, écrasez le sel et les herbes avec un mortier et mélangez bien.

Le sel aux herbes peut être utilisé immédiatement pour l'assaisonnement ou versé dans des bocaux propres et secs avec des bouchons à vis pour le stockage.

Lanières de porc aux échalotes

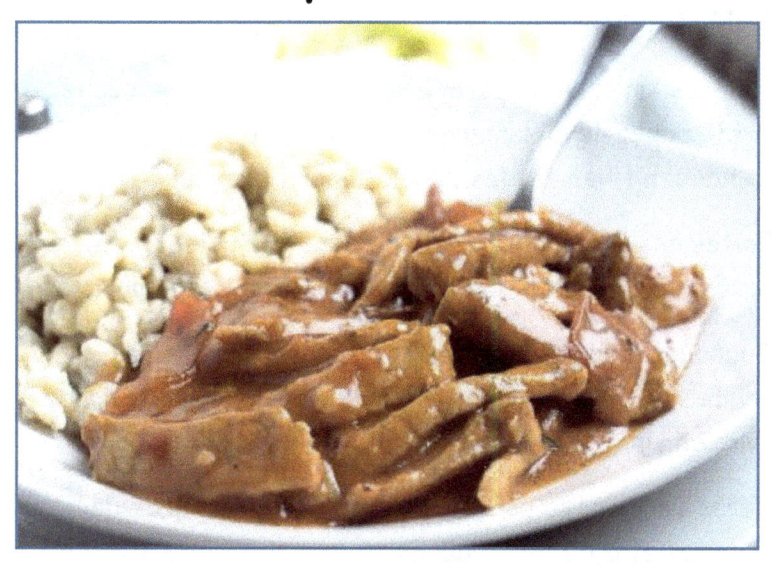

S

Portions: 4

INGRÉDIENTS

- 500 G Porc maigre
- 8 pièces   Échalotes
- 3 cuillères à soupe   L'huile de colza
- 3 TL   Poudre de paprika, noble sucré
- 0,5 TL poudre de curry
- 1 prix Carvi moulu
- 150 ml Vin blanc sec
- 400 ml Bouillon de légumes
- 200 ml Tomates en conserve
- 1 pc   Feuille de laurier
- 1 TL   sel et poivre

- 2 cuillères à soupe   crème

PRÉPARATION

Pour les lanières de porc, lavez d'abord le porc, séchez-le et coupez-le en lanières de 2-3 cm de long. Épluchez et hachez finement les échalotes et l'oignon.

Faites ensuite chauffer l'huile dans une poêle et faites revenir les échalotes et les oignons ainsi que le porc.

Saupoudrez maintenant de paprika, de curry et de graines de carvi, faites frire brièvement, puis déglacez avec du vin.

Versez ensuite le bouillon de légumes et la purée de tomates et ajoutez le laurier.

Couvrir et laisser le ragoût de porc râpé environ 30 à 40 minutes à feu doux.

À la fin de la cuisson, retirer la feuille de laurier, incorporer la crème et assaisonner de sel et de poivre.

FILET DE PORC À LA SAUCE PAPRIKA

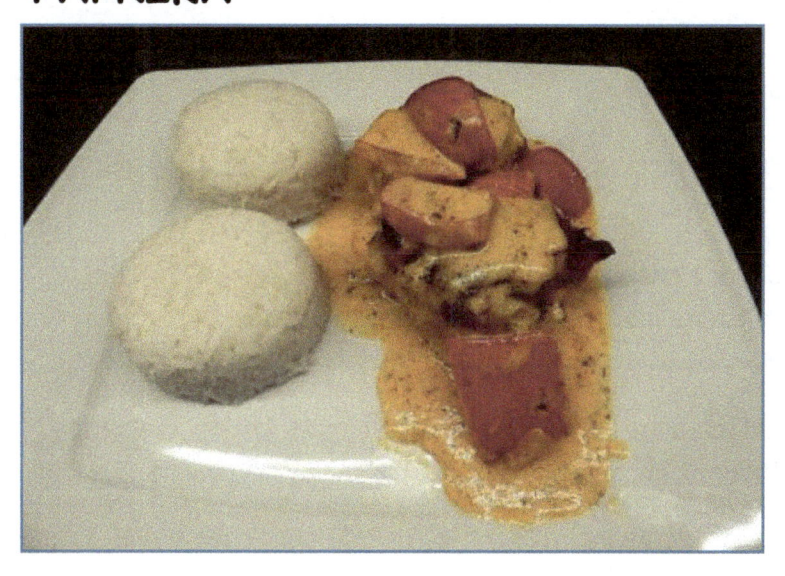

Portions: 4

INGRÉDIENTS

- 800 G Surlonge, porc
- 3 cuillères à soupe   huile d'olive
- 1 prix sel
- 1 prix Poivre du moulin
- 12 Schb   lard
- Pour la sauce
- 1 pc   oignon
- 1 pc   gousse d'ail
- 2 pièces   Poivrons rouges
- 1 pc   Poivron jaune

- 120 G Tomates en conserve
- entre le romarin
- entre le thym
- 1 coup crème

PRÉPARATION

Préchauffez d'abord le four à 180 degrés (chaleur de haut en bas).

Coupez ensuite les poivrons en deux, retirez le cœur, lavez les moitiés de poivron et coupez-les en petits morceaux.

Épluchez et hachez finement l'oignon et l'ail. Lavez le thym et le romarin, secouez et hachez finement.

Assaisonnez maintenant le filet de porc avec du sel et du poivre, faites chauffer l'huile d'olive dans une rôtissoire, faites revenir la viande de partout puis sortez la viande de la rôtissoire.

Faites ensuite revenir brièvement les cubes d'oignon et d'ail dans le résidu de friture, puis ajoutez le romarin et le thym et faites revenir brièvement.

Ajoutez ensuite un peu plus d'huile, ajoutez les morceaux de poivre et laissez mijoter environ 1 minute en remuant.

Ajouter enfin les tomates, envelopper le filet de surlonge avec les tranches de bacon, déposer sur les légumes et cuire à couvert au four préchauffé pendant environ 10-15 minutes.

Ragoût salé noir

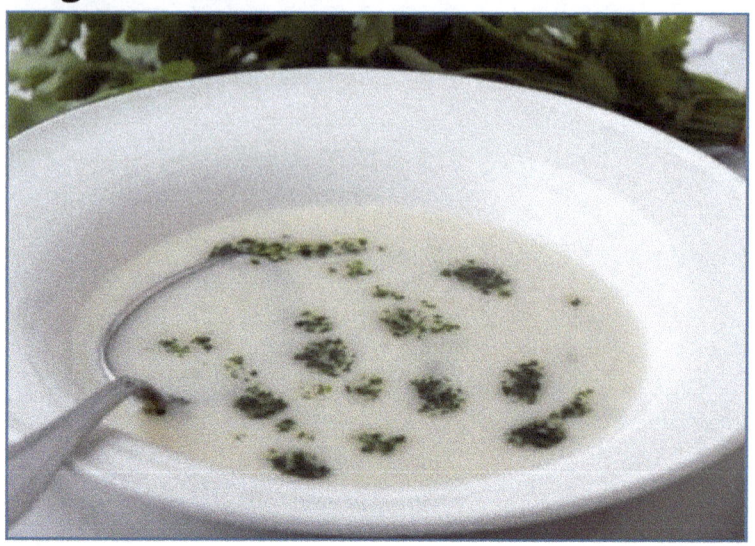

Portions: 2

INGRÉDIENTS

- 2 cuillères à soupe   Vinaigre, pour l'eau vinaigrée
- 1 cuillère à soupe   Aneth, haché
- pour le ragoût
- 1 prix sel
- 1 prix Poivre, noir, fraîchement moulu
- 500 G Salsifis
- 300 GRAMMES   Pommes de terre, cireuses
- 8 pièces   Carottes
- 2 cuillères à soupe   Huile végétale
- 700 ml Bouillon de légumes
- 100G Pois, jeunes, congelés

- 1 prix Carvi moulu
- pour le dépôt
- 2 pièces   Échalotes, petites
- 200 G Steak de boeuf haché
- 0,5 TL Carvi moulu
- 1 prix sel
- 1 prix Poivre, noir, fraîchement moulu

PRÉPARATION

Mettez du vinaigre dans un bol et remplissez d'eau.

Badigeonner, laver et peler le salsifis sous l'eau froide. Coupez ensuite en morceaux d'environ 2 cm et placez immédiatement dans l'eau vinaigrée.

Ensuite, épluchez, lavez et coupez les carottes en dés. Épluchez et lavez les pommes de terre et coupez-les également en petits cubes.

Pour la garniture, pelez les échalotes et coupez-les en petits dés. Mélangez ensuite dans un bol avec la viande hachée, les graines de carvi, le sel et le poivre et façonnez en petites boulettes.

Maintenant, égouttez le salsifis. Faites chauffer l'huile dans une casserole et ajoutez le salsifis noir avec les pommes de terre en dés et les carottes. Cuire le tout en remuant pendant environ 3-4 minutes et déglacer avec le bouillon.

Couvrir et cuire le ragoût de salsifis noir à feu moyen pendant environ 10 minutes. Ajoutez ensuite les petits pois et les boulettes de viande et laissez tout mijoter doucement pendant encore 15 minutes.

Assaisonner le ragoût avec du sel, du poivre et des graines de carvi et verser dans des bols à soupe préchauffés. Répartir l'aneth haché sur le dessus et servir immédiatement.

SALADE DE CAROTTES RAPIDE

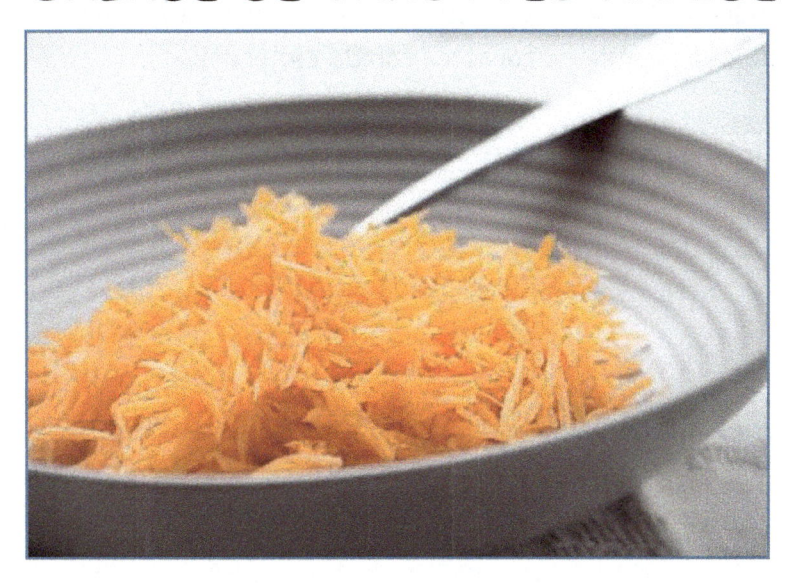

S

Portions: 2

INGRÉDIENTS

- 6 pièces   Carottes bio
- 3 pièces   Oranges biologiques
- 2 cuillères à soupe   huile
- 1 prix   Sucre de bouleau / xylitol

PRÉPARATION

Lavez d'abord les carottes, coupez la tige et râpez les morceaux de carottes avec une râpe.

Ensuite, coupez les oranges en deux et pressez-les.

Maintenant, mettez la carotte râpée, le jus d'orange, l'huile et le sucre de bouleau dans un bol et mélangez bien - la salade de carottes rapide est prête.

PORRIDGE DE LAIT D'AVOINE RAPIDE AVEC PULPE DE POMME

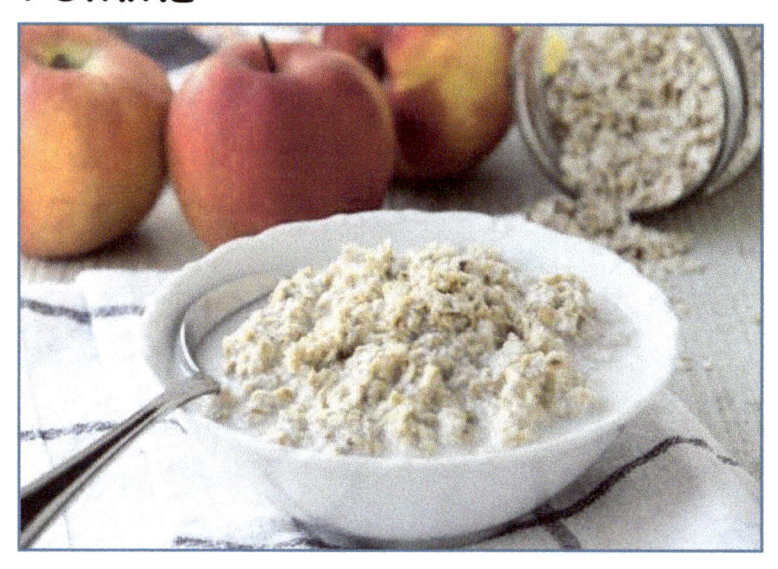

Portions: 4

INGRÉDIENTS

- 200 ml Lait d'avoine (boisson à l'avoine)
- 20 G   Gruau, tendre
- 2 cuillères à soupe   Pulpe de pomme biologique

PRÉPARATION

Pour commencer, prenez une petite casserole, ajoutez le lait d'avoine, portez-le à ébullition à feu moyen, retirez du feu puis incorporez le gruau.

Ensuite, laissez reposer le tout pendant environ 5 minutes, ajoutez la pulpe de pomme, puis servez la bouillie de lait d'avoine finie avec la pulpe de pomme une fois refroidie.

SOUPE AUX LENTILLES

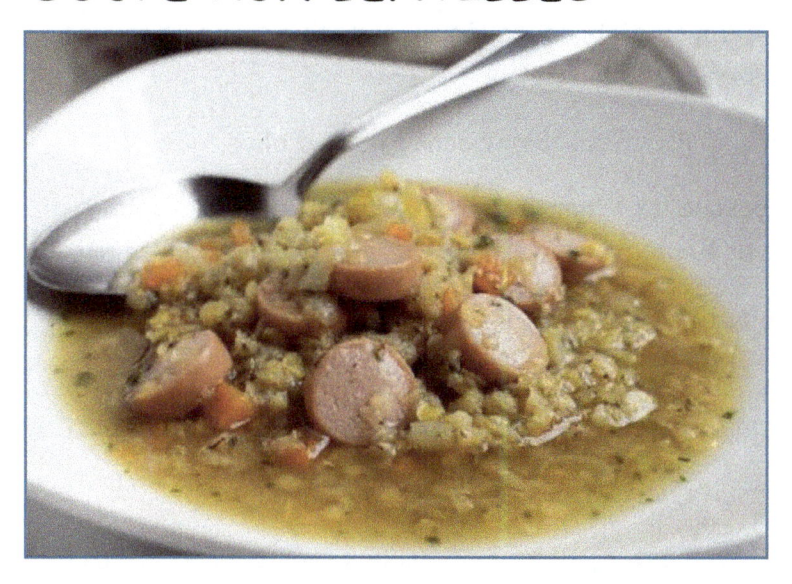

S

Portions: 2

INGRÉDIENTS

- 1 Fédération Soupe verte
- 150 G Verres rouges
- 1 cuillère à soupe   huile d'olive
- 1 cuillère à soupe   Bouillon de légumes instantané
- 2 pièces   Viennois
- 1 coup Vinaigre de cidre de pomme
- 1 prix sel
- 1 prix poivre

PRÉPARATION

Nettoyez d'abord les légumes verts à soupe et coupez-les en petits cubes.

Puis griller brièvement dans l'huile d'olive.

Lorsque les légumes sont légèrement dorés, déglacer avec l'eau.

Ajoutez maintenant les lentilles rouges et portez le tout à ébullition.

Ajoutez maintenant le bouillon de légumes instantané.

Ensuite, laissez mijoter environ 10 minutes.

Maintenant, ajoutez les tranches saucisses saucisses à la soupe et laissez-les infuser encore 5 minutes.

Ajoutez ensuite le sel et le poivre et arrondissez le goût de la soupe avec le vinaigre de cidre de pomme.

SAUCE AU JAMBON ET

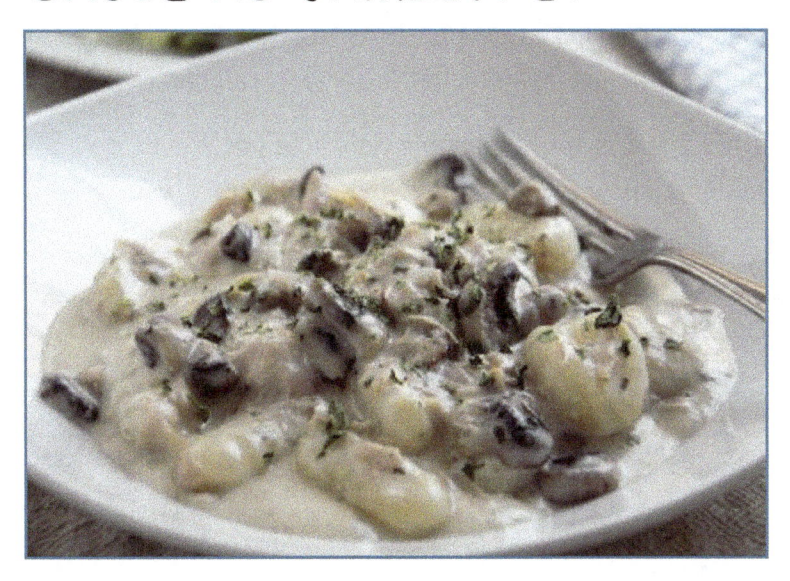

S

Portions: 3

INGRÉDIENTS

- 1 tasse champignon
- 3 Bl   jambon
- 200 ml crème
- 1 pc   oignon
- 1 prix sel
- 1 cuillère à soupe   Persil (haché)
- 1 cuillère à soupe   huile
- 1 prix poivre

PRÉPARATION

Épluchez l'oignon et coupez-le en petits cubes. Hachez finement les champignons et le jambon en cubes.

Faites frire le tout ensemble dans une poêle avec de l'huile. Ajouter Rama Cremefine et un trait d'eau.

Assaisonner au goût avec du sel et du poivre. Ajoutez enfin le persil haché et laissez bouillir jusqu'à ce qu'une sauce épaisse se forme.

ÉGLEFIN

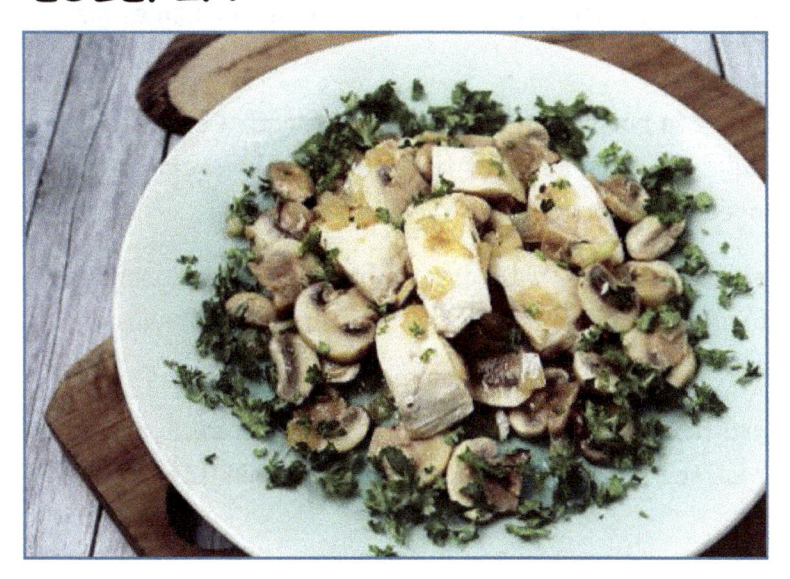

S

Portions: 4

INGRÉDIENTS

- 600 G Filets d'aiglefin
- 1 pc   oignon
- 3 pièces   Gousses d'ail
- 125 ml vin blanc
- 250 G Champignons
- 1 Fédération Persil haché
- 1 prix sel
- 1 prix poivre
- 1 coup huile

PRÉPARATION

Nettoyez d'abord les champignons et coupez-les en tranches. Épluchez et hachez finement l'oignon et les gousses d'ail.

Coupez le poisson en gros morceaux, faites chauffer l'huile dans une poêle et faites revenir brièvement les morceaux de poisson des deux côtés.

Versez ensuite le vin blanc, ajoutez les champignons, l'oignon et l'ail et couvrez et laissez mijoter environ 20 minutes.

Ensuite, assaisonnez l'aiglefin avec du sel et du poivre et laissez infuser à nouveau pendant 5 minutes.

POMMES DE TERRE AU TRÉSOR

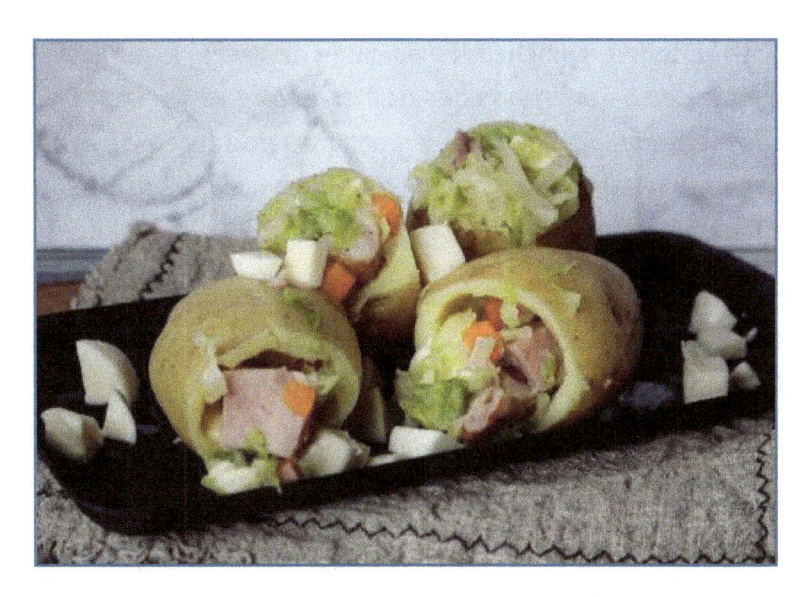

S

Portions: 4

INGRÉDIENTS

- 8 pièces   Pommes de terre, super
- 200 G Chou de Savoie
- 200 G Carottes
- 125 G Mozzarella
- 1 prix sel
- 1 prix Poivre blanc
- 0,25 l Bouillon de légumes
- 50 GRAMMES   Beurre aux herbes
- 1 Fédération Marjolaine, fraîche

- 1 cuillère à soupe   huile d'olive
- 100G   Cubes de jambon cru

PRÉPARATION

Tout d'abord, épluchez les pommes de terre, lavez-les, portez-les à ébullition dans de l'eau salée et laissez cuire environ 12 minutes - les pommes de terre ne doivent pas encore être complètement molles. Ensuite, égouttez les pommes de terre et laissez-les refroidir.

Retirez maintenant les feuilles extérieures du chou frisé, coupez le chou en deux et coupez la tige. Rincer le chou frisé et le couper en petits cubes.

Épluchez, lavez et coupez les carottes en dés. Coupez également la mozzarella en petits cubes.

Ensuite, le chou et les carottes séparés brièvement dans l'eau salée blanchir, puis placer dans une passoire et égoutter.

Maintenant, évidez soigneusement les pommes de terre refroidies avec un emporte-pièce ou une cuillère et placez-les les unes à côté des autres dans un grand plat allant au four.

Hachez ensuite l'intérieur des pommes de terre et mélangez avec le chou de Savoie, les carottes et la mozzarella, puis assaisonnez de sel et de poivre et versez les pommes de terre évidées.

Maintenant, versez le bouillon de légumes dans le plat de cuisson, étalez le beurre aux herbes en flocons sur les pommes de terre et mettez le plat de cuisson à 180 degrés de chaleur haut / bas au milieu du four et faites cuire au four pendant 20 à 30 minutes.

En attendant, rincez la marjolaine, séchez-la, arrachez les feuilles des tiges et coupez-les en petits morceaux. Faites-les frire dans la poêle avec le jambon coupé en dés et l'huile puis répartissez-les sur les pommes de terre cuites.

LÉGUMES CHAUDS

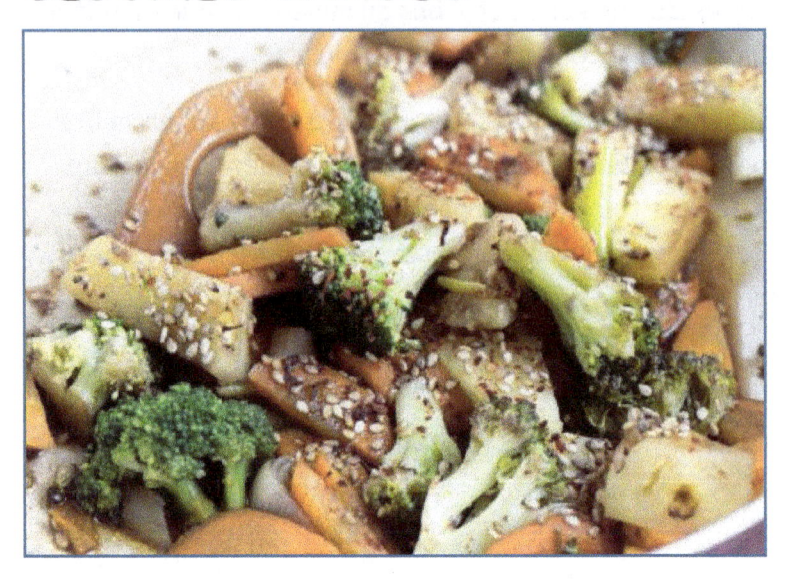

S

Portions: 4

INGRÉDIENTS

- 3 pièces   Carottes
- 250 G brocoli
- 1 Fédération   oignons de printemps
- 2 pièces   Gousses d'ail
- 30 G   Gingembre
- 1 pc   Piment rouge
- 5 Schb   Ananas (boîte)
- 150 ml Jus d'ananas
- 100 ml Bouillon de légumes (instantané)
- 1 cuillère à soupe   Chutney de mangue
- 2 cuillères à soupe   Vinaigre de riz

- 2 cuillères à soupe   Sucre, brun
- 1 cuillère à soupe   graines de sésame
- 1 TL   sel

PRÉPARATION

Faites d'abord rôtir les graines de sésame dans une poêle antiadhésive pendant quelques minutes en remuant constamment. Ensuite, laissez refroidir les graines.

Hacher le brocoli en petits fleurons, laver soigneusement et égoutter dans une passoire. Ensuite, grattez et pincez les carottes.

Ensuite, lavez le gingembre et coupez-le en petits morceaux. Épluchez maintenant les gousses d'ail et hachez-les finement. Nettoyez, lavez et coupez les oignons de printemps en rondelles. Couper le piment dans le sens de la longueur, épépiner, laver et couper en petits cubes.

Maintenant, versez l'ananas de l'étain à travers un tamis, récupérez le jus dans un bol ou dans un grand verre et coupez la pulpe en petits morceaux.

Chauffez ensuite l'huile dans un wok et faites revenir le brocoli et les carottes pendant 2 minutes.

Ajouter ensuite le gingembre, l'ail, le piment et les morceaux de ciboule et faire revenir 1 minute.

Mélangez ensuite le chutney de mangue avec le jus d'ananas et le bouillon. Versez ensuite le mélange avec le vinaigre de riz, ajoutez la cassonade et le sel et portez une fois à ébullition.

Enfin, saupoudrez les graines de sésame grillées sur les légumes chauds comme vous le souhaitez et servez.

Ragoût à la citrouille SHARP

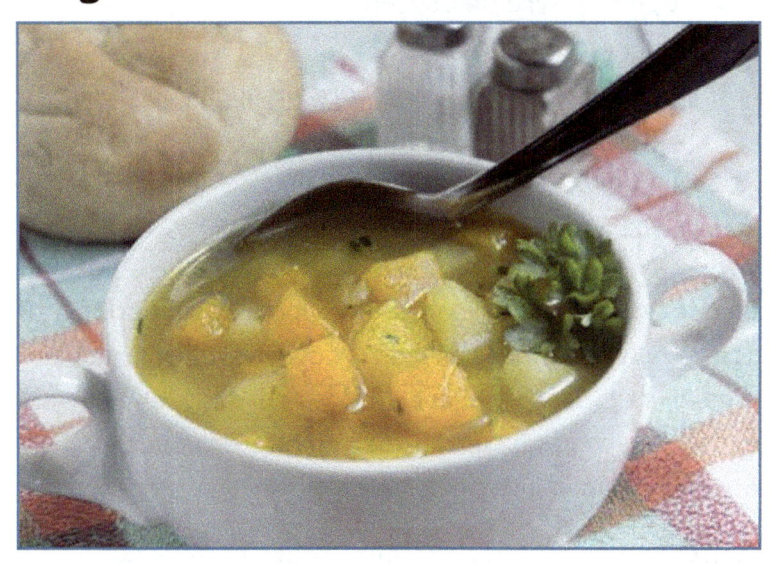

S

Portions: 4

INGRÉDIENTS

- 2 pièces   Oignons de taille moyenne
- 400 G Carottes
- 500 G Pommes de terre, principalement cireuses
- 800 G citrouille
- 2 Stg Poireaux, petits
- 5 cuillères à soupe   huile
- 1 l   Bouillon de légumes, instantané
- 40 G   Arachides, non salées
- 0,5 Fédération   ciboulette
- 1 pc   Piment rouge, petit
- 1 pc   Piment, vert

- 1 prix   sel
- 1 prix   poivre de Cayenne
- 1 prix   du sucre
- 1 cuillère à café   Poudre de paprika, noble sucré
- 1 cuillère à soupe   Poivre noir

PRÉPARATION

Épluchez d'abord les oignons et coupez-les en petits cubes. Ensuite, épluchez, lavez et coupez les pommes de terre en dés. Coupez légèrement les carottes en haut des légumes verts et les racines en bas, épluchez si nécessaire, sinon lavez et coupez en fines tranches.

Maintenant, retirez les extrémités des racines du poireau et coupez le poireau vert foncé, puis coupez-les en fines rondelles. Ensuite, épluchez la citrouille, coupez-la en quatre dans le sens de la longueur et retirez les graines avec une cuillère (le Hokkaido ne doit pas nécessairement être pelé). Ensuite, coupez-les en cubes de la taille d'une bouchée.

Faites ensuite chauffer l'huile dans une casserole, faites-y revenir brièvement le poireau, les oignons et les carottes, ajoutez les pommes de terre, déglacez avec le bouillon et couvrez avec un couvercle et laissez mijoter à feu moyen pendant environ 20 minutes.

Ensuite, faites rôtir les cacahuètes dans une poêle sèche jusqu'à ce qu'elles soient dorées. Lavez, séchez et coupez la ciboulette en fins rouleaux et les piments en fines rondelles.

Enfin, assaisonnez le ragoût de potiron épicé avec du sel, du poivre de Cayenne, du sucre et du paprika, puis ajoutez le piment. Servir parsemé d'arachides, de ciboulette et de grains de poivre noir.

ÉCHALOTTES AU VIN ROUGE ET CHAMPIGNONS

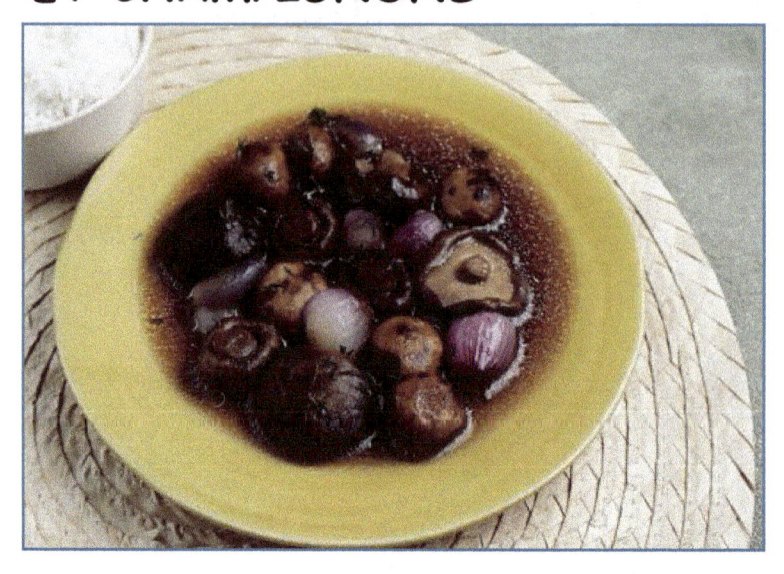

Portions: 4

INGRÉDIENTS

- 20 pièces   Échalotes, petites
- 130 G Egerlinge, petit
- 130 G Champignons shiitake, petits
- 30 G   beurre
- 130 ml Soupe à la viande
- 130 ml Vin rouge, fort
- 2 entre   thym
- 1 prix sel
- 1 prix Poivre, fraîchement moulu

PRÉPARATION

Épluchez d'abord les échalotes et nettoyez simplement les champignons à sec. Coupez également les tiges des champignons shiitake.

Maintenant, faites fondre le beurre dans une poêle, faites-y revenir les échalotes et les champignons pendant environ 5 minutes - en remuant souvent.

Versez ensuite le vin rouge et le bouillon de viande, lavez les brins de thym, ajoutez-les à la poêle et laissez mijoter à feu moyen sans couvercle pendant environ 20 minutes.

Enfin, assaisonnez les échalotes avec du vin rouge et les champignons avec du sel et du poivre (au goût).

SALADE SAUERKRAUT

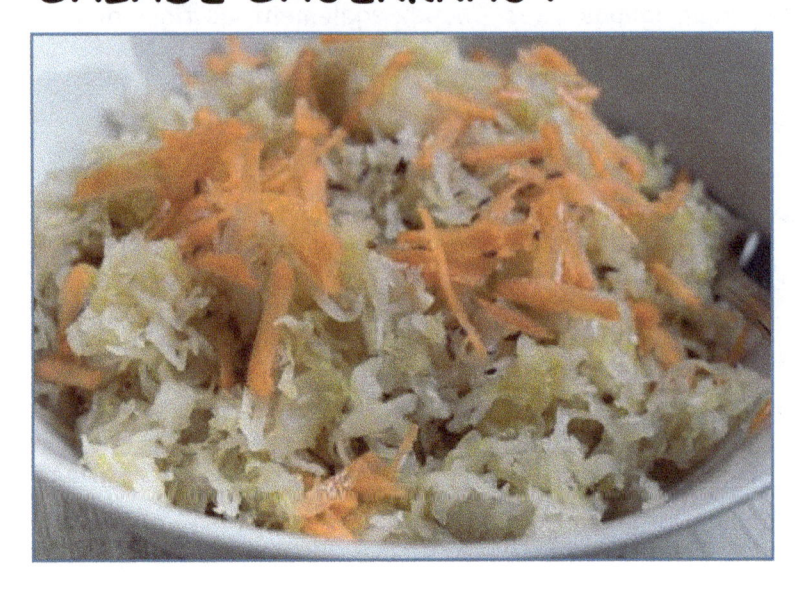

S

Portions: 4

INGRÉDIENTS

- 500 G Choucroute
- 1 pc   Carottes
- 1 pc   Pomme
- 1 pc   oignon
- 3 cuillères à soupe   huile
- 1 prix poivre
- 1 prix Carvi moulu

PRÉPARATION

Mettez la choucroute dans un bol et versez un peu de jus si nécessaire.

Ensuite, épluchez et râpez grossièrement la carotte et la pomme. Épluchez et hachez l'oignon.

Mélangez les légumes préparés avec l'huile dans la choucroute. Enfin assaisonner de poivre et de graines de carvi et laisser infuser 15 minutes.

SALSA

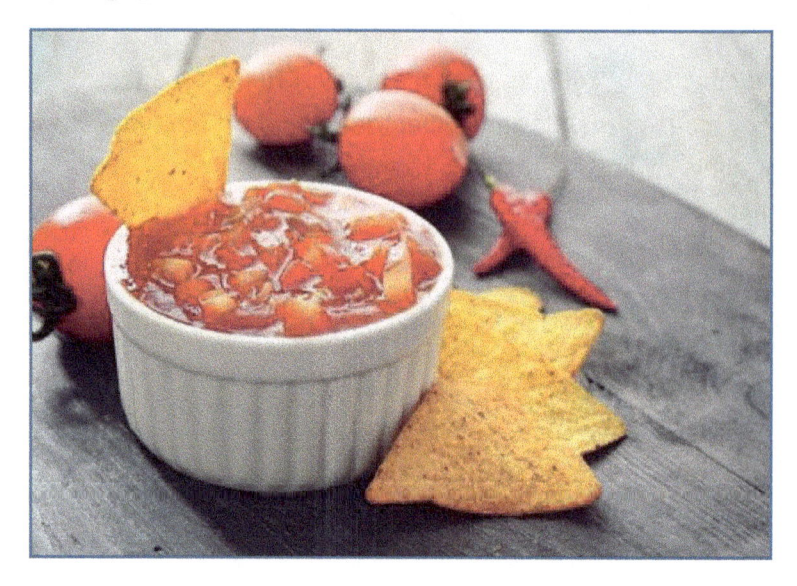

S

Portions: 4

INGRÉDIENTS

- 5 pièces   tomates
- 2 pièces   Piments
- 1 pc   oignon
- 2 cuillères à soupe   Jus de citron
- 1 prix sel
- 1 prix poivre
- 1 cuillère à soupe   le vinaigre

PRÉPARATION

Lavez les tomates et les piments et coupez-les en petits cubes. Ensuite, épluchez et hachez finement l'oignon.

Mélanger tous les ingrédients préparés ensemble, incorporer le vinaigre et le jus de citron et assaisonner avec du sel et du poivre.

Réduisez grossièrement en purée avec un mixeur plongeant et laissez infuser au réfrigérateur pendant au moins 2 heures.

SALADE DE HARICOTS

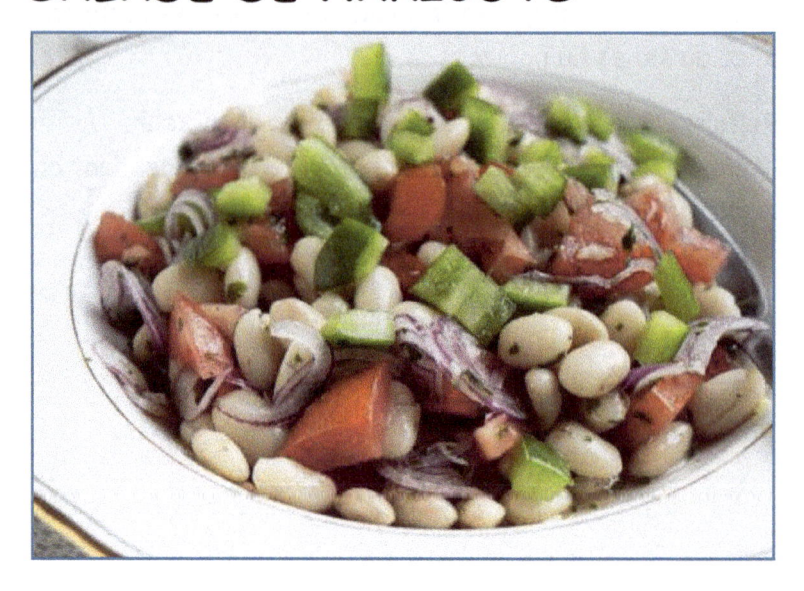

S

Portions: 2

INGRÉDIENTS

- 2 pièces   paprika
- 2 pièces   tomates
- 1 pc   Oignon de printemps
- 1 boîte Haricots blancs
- 1 TL   Persil séché
- 1 TL   Jus de citron
- 3 cuillères à soupe   huile d'olive
- 1 cuillère à soupe   Vinaigre de cidre de pomme
- 0,25 TL   sel

- 0,25 TL   poivre

PRÉPARATION

Lavez d'abord les tomates, coupez-les en petits cubes et placez-les dans un saladier, et faites de même avec les poivrons. Ensuite, lavez les oignons nouveaux, coupez-les en diagonale en rondelles étroites et ajoutez-les.

Maintenant, versez les haricots en conserve dans un tamis et rincez à l'eau sous le robinet jusqu'à ce qu'il ne se forme plus de mousse. Ajoutez ensuite les haricots blancs aux légumes dans le bol.

Ajoutez enfin l'huile, le vinaigre, le jus de citron, le persil, le sel et le poivre. Maintenant, mélangez bien la salade avec les haricots blancs et dégustez!

SOUPE DE FUSÉE AU LAIT DE COCO

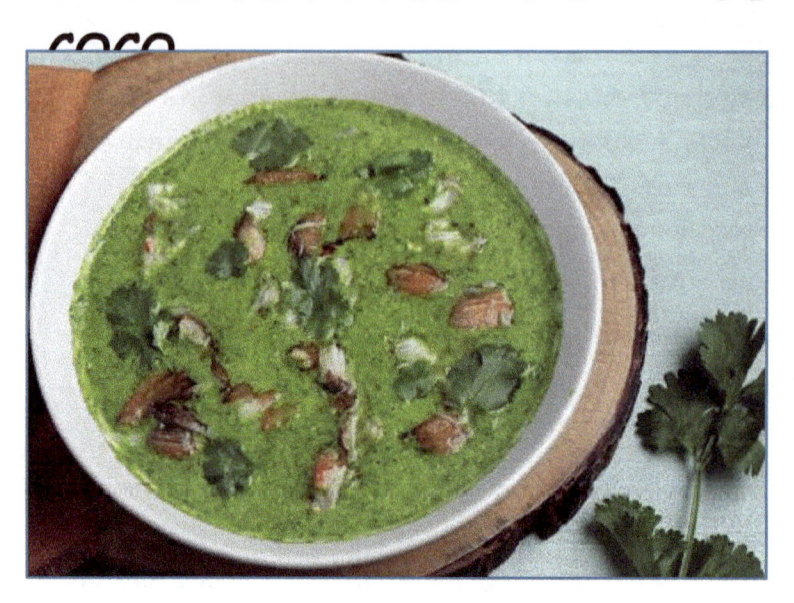

Portions: 4

INGRÉDIENTS

- 150 G Roquette
- 2 pièces   Échalotes
- 2 pièces   Gousses d'ail
- 20 G   beurre
- 0,5 pièce   Piment rouge
- 1 pc   Gingembre, frais, 3 cm
- 600 ml Bouillon de légumes
- 400 ml Lait de coco, non sucré, en boîte
- 2 cuillères à soupe   Jus de citron vert
- 1 prix sel

- 2 cuillères à soupe   Feuilles de coriandre, hachées

pour la garniture

- 150 G Chair de crabe de la mer du Nord
- 1 cuillère à soupe   Feuilles de coriandre

PRÉPARATION

Épluchez d'abord les échalotes ainsi que l'ail et le gingembre et coupez-les en petits morceaux.

Ensuite, évidez le piment, lavez la gousse puis coupez-la en petits cubes. Triez la roquette, lavez et égouttez bien.

Faites maintenant chauffer le beurre dans une casserole et faites-y suer les échalotes, l'ail, le gingembre et les cubes de piment pendant environ 3-4 minutes.

Ajouter la roquette et remuer. Verser ensuite le bouillon et le lait de coco, ajouter le jus de citron vert et laisser mijoter le tout à feu moyen pendant environ 10 minutes.

En attendant, rincez brièvement les crabes sous l'eau froide et laissez-les égoutter.

La soupe de roquette au lait de coco de la chaleur tirée, assaisonner avec le sel et la coriandre hachée et réduire la soupe en purée avec un mélangeur à main.

Versez ensuite la soupe dans des assiettes creuses préchauffées, étalez les crevettes dessus, saupoudrez de quelques feuilles de coriandre et servez aussitôt.

TARTINADE DE POIVRE À

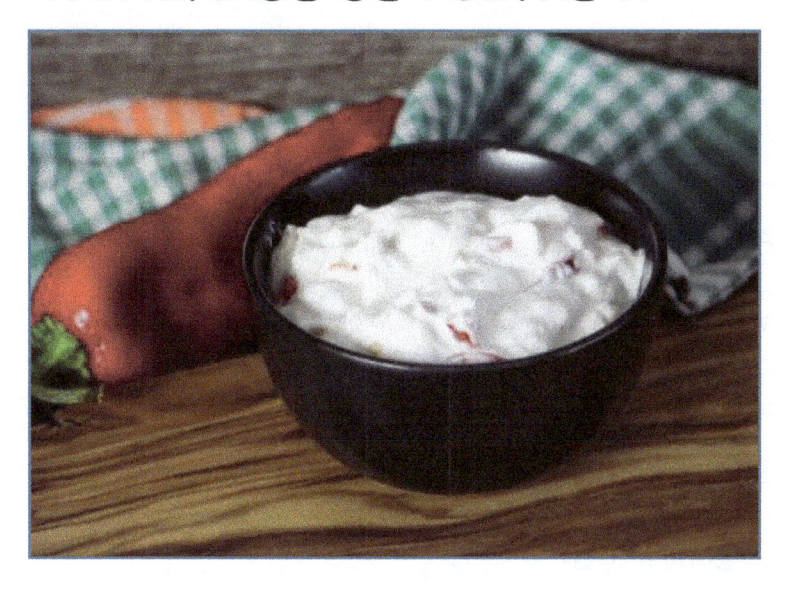

S

Portions: 4

INGRÉDIENTS

- 3 pièces   gousse d'ail
- 3 pièces   Poivron pointu, rouge
- 1 prix sel
- 1 prix poivre
- 4 cuillères à soupe   Crème sure ou crème fraîche
- 200 G Fromage Frais
- 1 pc   oignon

PRÉPARATION

Lavez les poivrons, retirez les tiges et les graines et coupez-les en très petits dés.

Ensuite, épluchez l'oignon et coupez-le également en très petits cubes.

Épluchez également les gousses d'ail.

Maintenant, mélangez bien le fromage à la crème, les morceaux d'oignon, le paprika et la crème sure dans un bol.

Enfin, presser les gousses d'ail dans la masse avec la presse et assaisonner le poivron rouge pointu tartiné de sel et de poivre.

SOUPE DE BETTERAVE ROUGE

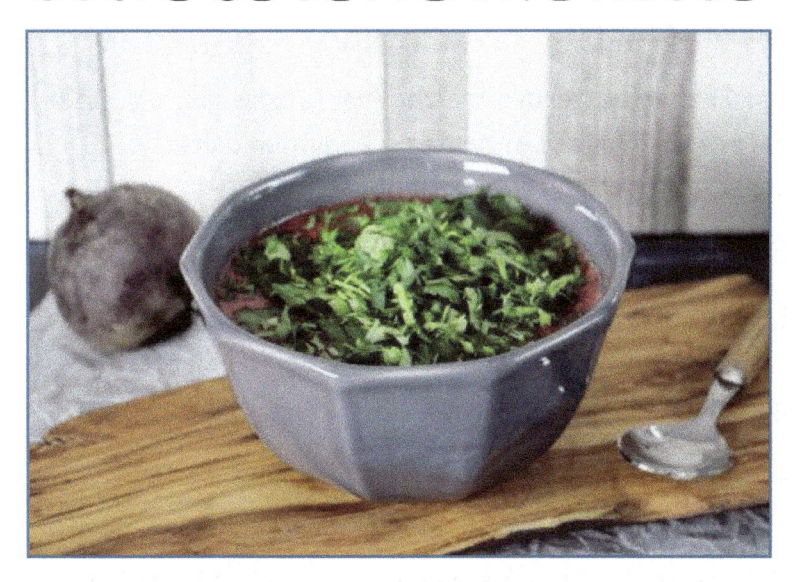

S

Portions: 4

INGRÉDIENTS

- 3 Kn   Betterave, petite
- 3 entre   estragon
- 2 pièces   Oignons
- 6 pièces   Pommes de terre
- 8 pièces   Champignons
- 2 pièces   Anis étoilé
- 8 pièces   Baies de genièvre
- 1 prix sel
- 1 prix poivre
- 1 l   l'eau
- 0,5 Fédération   Persil, pour la garniture

- 4 cuillères à soupe   Yaourt à la crème

PRÉPARATION

Épluchez la betterave fraîche (portez des gants), coupez-la en cubes et portez à ébullition dans une casserole avec un peu d'eau.

En attendant, lavez l'estragon, secouez-le et cueillez-le.

Épluchez les oignons et les pommes de terre. Coupez les oignons en rondelles et les pommes de terre en quartiers.

Ensuite, lavez soigneusement les champignons frais et coupez-les en quartiers.

Ensuite, mettez le tout avec l'anis étoilé et les baies de genièvre dans la casserole, assaisonnez de sel et de poivre et laissez mijoter pendant environ 25 minutes.

Ensuite, réduisez en purée finement la soupe avec un mélangeur à main et incorporez un peu de yaourt à la crème.

Enfin, assaisonnez à nouveau la soupe avec du sel et du poivre et versez l'estragon et le persil en garniture sur la soupe de betteraves.

SOUPE DE BETTERAVE ROUGE

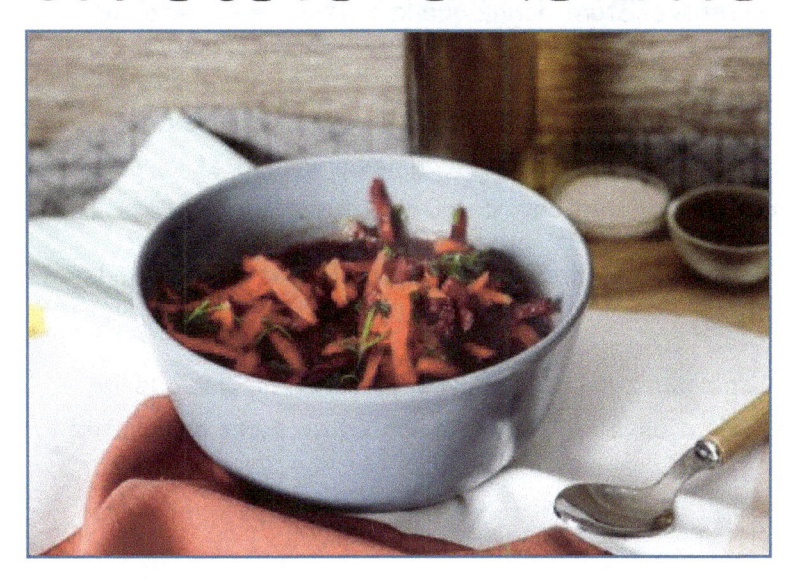

S

Portions: 4

INGRÉDIENTS

- 500 G Betterave
- 2 pièces   Carottes
- 1,5 l   Bouillon de légumes
- 2 cuillères à soupe   le vinaigre
- 1 Fédération persil
- 1 prix sel
- 1 prix du sucre
- 1 prix Poivre noir du moulin
- 1 coup huile d'olive

PRÉPARATION

Épluchez et râpez grossièrement les carottes et la betterave. Étant donné que la betterave se détache fortement, portez des gants de cuisine.

Puis dans une casserole le bouillon de légumes à ébullition et ajouter les légumes préparés et laisser mijoter pendant environ 20 minutes.

En attendant, lavez le persil, secouez-le et hachez-le finement.

Assaisonnez maintenant la soupe avec du vinaigre, de l'huile d'olive, du sel, du poivre et du sucre et ajoutez le persil.

SALADE DE FENOUIL CRU

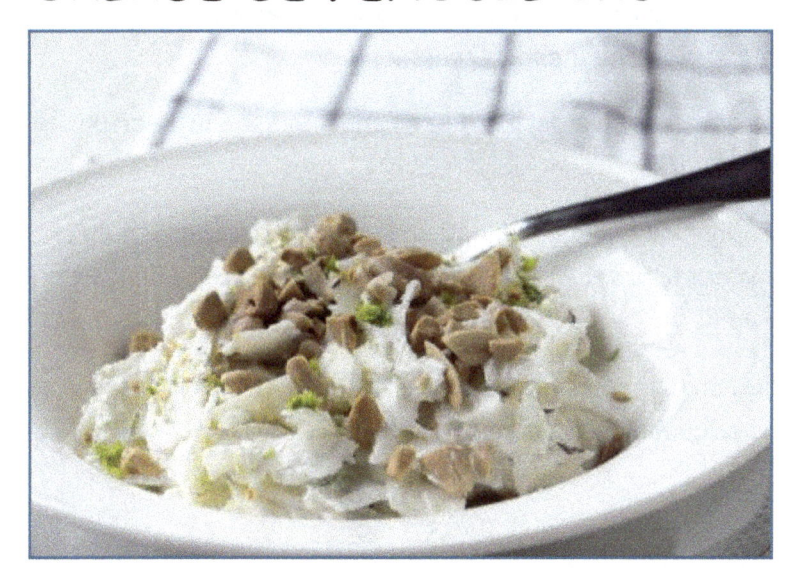

S

Portions: 4

INGRÉDIENTS

- 4 noeuds   fenouil
- 1 pc   Citrons, jus

pour la vinaigrette

- 1 Bch   yaourt
- 1 cuillère à soupe   huile
- 1 prix sel
- 1 prix du sucre

PRÉPARATION

Nettoyez le fenouil, retirez les tiges extérieures dures, coupez-les en deux, lavez-les soigneusement puis coupez-les en fines lanières.

Arrosez ensuite de jus de citron et laissez infuser un peu.

Pendant ce temps, remuez une vinaigrette avec l'huile, le yaourt, le sel et le sucre et versez sur les lanières de fenouil.

Bien mélanger la salade de fenouil cru et réfrigérer jusqu'au moment de servir.

LANGUE DE BOEUF AVEC SAUCE AU VIN ROUGE

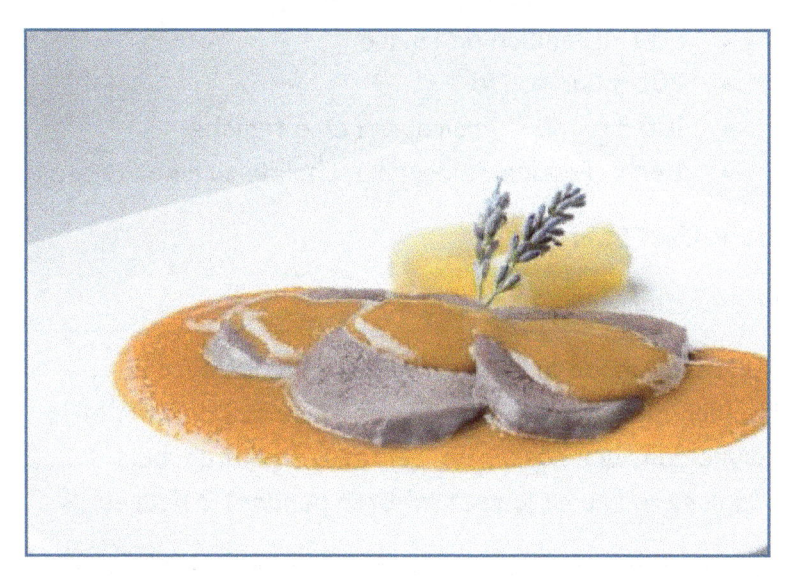

Portions: 4

INGRÉDIENTS

- 1 pc   Langue de boeuf, séchée
- 1 pc   oignon
- 2 pièces   Carottes
- 200 G Bulbe de céleri
- 1 Stg poireau
- 1 pc   Feuille de laurier
- 5 pièces   Baies de genièvre
- 5 pièces   Poivres
- 500 ml Soupe à la viande

pour la sauce au vin rouge

- 1 prix sel
- 1 prix poivre
- 60 G   beurre
- 2 cuillères à soupe   Farine
- 600 ml Bouillon de langue
- 200 ml vin rouge
- 100 mg   Fromage crème fraîche
- 1 prix Poudre de paprika, chaude comme la rose

PRÉPARATION

Préparation de la langue de bœuf:

Mettez d'abord la langue de bœuf séchée avec le bouillon de viande, le laurier, les baies de genièvre et le poivre dans une casserole, portez à ébullition, puis réduisez le feu et laissez mijoter pendant 2 heures.

Épluchez et hachez grossièrement l'oignon. Nettoyez les carottes et coupez-les en tranches. Épluchez le céleri et coupez-le en bâtonnets. Coupez l'extrémité de la racine et les feuilles vert foncé du poireau, coupez le reste en tranches et lavez. Après 2 heures de cuisson, ajoutez les légumes au bouillon sur la langue et laissez mijoter encore une heure.

Retirez ensuite votre langue du bouillon, rincez à l'eau froide, décollez la peau et enveloppez-la immédiatement dans un film alimentaire pour qu'elle ne se dessèche pas.

Versez le bouillon au tamis et récupérez le liquide dans une casserole. Porter à ébullition et réduire à environ 2/3.

Préparation de la sauce au vin rouge:

Mettez le beurre dans une petite casserole, faites-le fondre, puis ajoutez la farine et remuez avec le fouet. Maintenant, déglacez avec le vin rouge et le bouillon de langue bouilli, en remuant constamment pour qu'il ne s'agglutine pas.

Enfin, assaisonnez la sauce avec du paprika, du sel et du poivre. Incorporer la crème fraîche pour créer une sauce crémeuse.

CREVETTES ROYALES AU

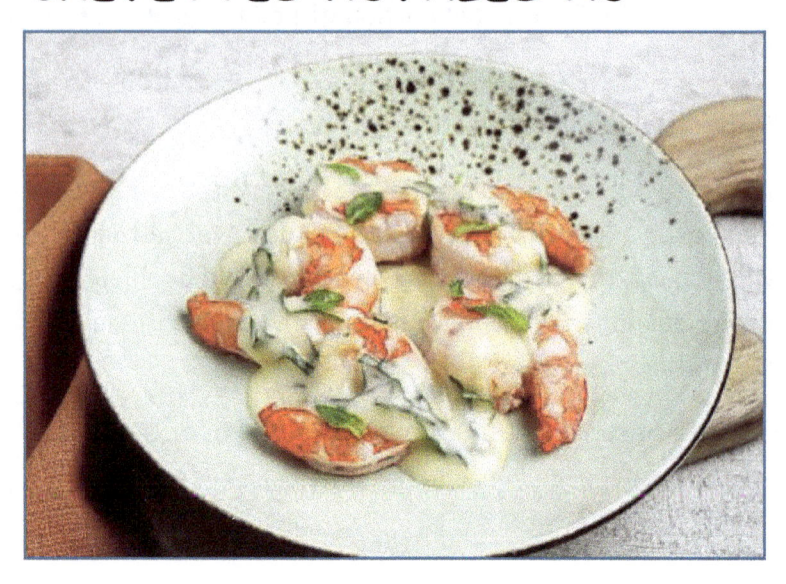

S

Portions: 4

INGRÉDIENTS

- 26 pièces   Gambas, fraîches, avec têtes
- 3 pièces   Carottes
- 1 Stg   poireau
- 1 l   Bouillon de légumes

Pour la sauce

- 150 G   Mascarpone
- 2 TL   Eau-de-vie de genièvre
- 0,5 Fédération   basilic

- 1 TL   sel
- 0,5 TL poivre

PRÉPARATION

Pour les crevettes royales au basilic, lavez d'abord les crevettes à l'eau froide, séchez-les avec du papier absorbant, retirez la queue et la tête avec un mouvement de torsion, appuyez sur la coquille jusqu'à ce qu'elle se brise et retirez délicatement la coquille de la viande.

Maintenant, coupez soigneusement l'arrière des queues de crevettes avec un couteau bien aiguisé jusqu'à ce que l'intestin noir (ressemble à un fil) soit visible. Retirez-le soigneusement avec vos doigts ou un couteau.

Ensuite, lavez à nouveau les queues de crevettes à l'eau froide et séchez-les avec du papier absorbant.

Nettoyez les carottes et coupez-les en petits morceaux. Nettoyez le poireau, coupez-le en rondelles et lavez.

Faites chauffer le bouillon de légumes dans une casserole et laissez infuser les carottes et les poireaux pendant 10 minutes. Cuire les queues de crevettes préparées dans le bouillon pendant 8 minutes.

En attendant pour la sauce, chauffer légèrement le mascarpone dans une casserole, incorporer le schnaps de genièvre et laisser bouillir un peu.

Lavez le basilic, secouez-le, cueillez les feuilles et coupez-le en lanières.

Maintenant, mettez les lanières de basilic dans la sauce et assaisonnez de sel et de poivre.

Enfin, sortez les crevettes du bouillon, séchez-les avec du papier absorbant et disposez-les sur des assiettes avec la sauce.

CREVETTES DU ROI DANS UNE MARINADE DE CURRY

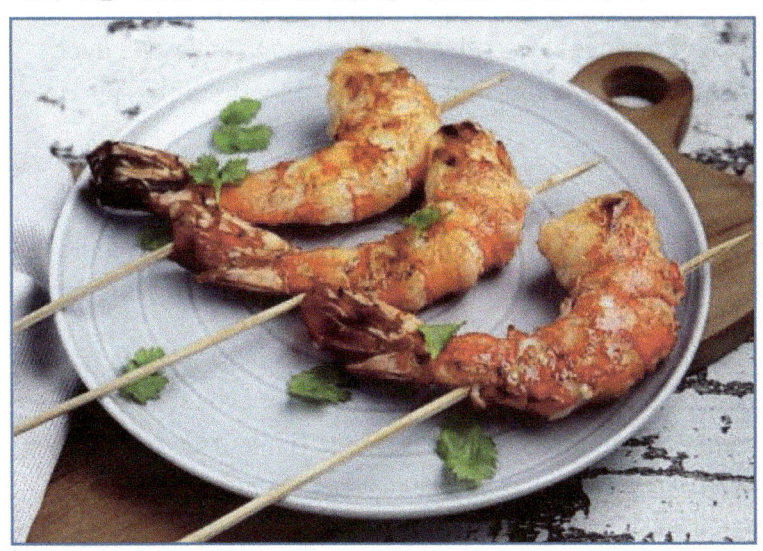

Portions: 4

INGRÉDIENTS

- 700 G Gambas, décortiquées, prêtes à cuire
- 1 pc Jus de citron vert
- 1 TL Poudre d'ail
- 3 cuillères à soupe Pâte de curry, rouge
- 1 cuillère à café Coriandre moulue

PRÉPARATION

Pour la marinade, pressez le jus de citron vert et mélangez le jus de citron vert, la coriandre, l'ail en poudre et la pâte de curry dans un grand bol.

Lavez les crevettes, faites une incision sur le dos avec un couteau bien aiguisé pour les ouvrir et sortez-les de la coquille.

Mettez ensuite les crevettes dans la marinade et laissez-les infuser au réfrigérateur pendant au moins 30 minutes. Faites tremper les brochettes en bois dans l'eau.

Ensuite, placez les crevettes sur les brochettes en bois trempées et faites griller pendant 5 minutes des deux côtés, jusqu'à ce que les crevettes royales dans une marinade au curry soient roses et bien cuites.

COMPOTE DE RHUBARBE

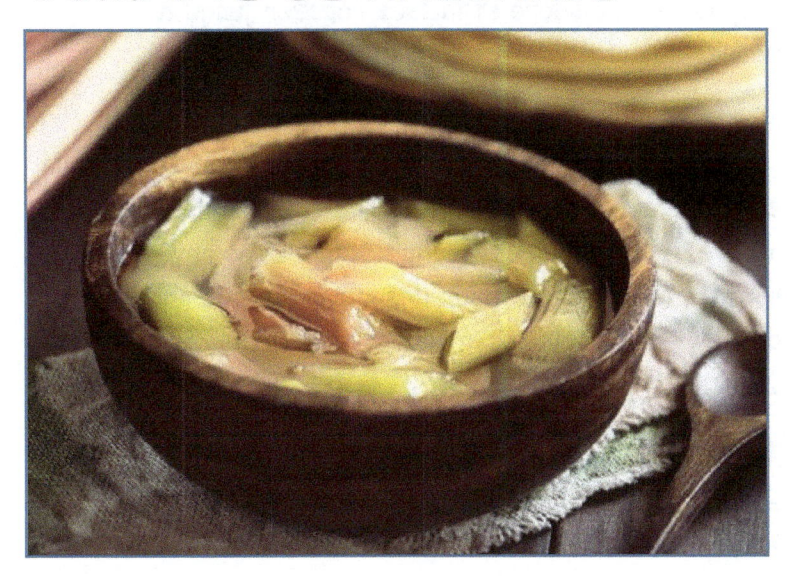

S

Portions: 4

INGRÉDIENTS

- 600 G Rhubarbe
- 150 G du sucre
- 8 cm   Écorce de citron, non traitée
- 1 pc   Bâton de cannelle (environ 5 cm)

PRÉPARATION

Retirez d'abord soigneusement la peau fibreuse des tiges de rhubarbe, puis coupez-la en morceaux de 3 à 4 cm.

Mettez ensuite les morceaux de rhubarbe dans un bol, saupoudrez de sucre et laissez reposer jusqu'à 3 heures en remuant de temps en temps.

Mettez ensuite les morceaux de rhubarbe dans une casserole avec le zeste de citron et le bâton de cannelle et faites cuire dans leur jus à feu doux. Si nécessaire, ajoutez 1 à 2 cuillères à soupe d'eau. Dans environ 8 minutes (selon l'épaisseur des morceaux), la rhubarbe devrait être à travers, mais pas trop molle.

Enfin, versez la compote de rhubarbe dans des bols à dessert et laissez refroidir en retirant le zeste de citron et le bâton de cannelle. Au moment de servir, ajoutez un peu de sucre pour un éventuel édulcorant.

SALADE DE RADIS

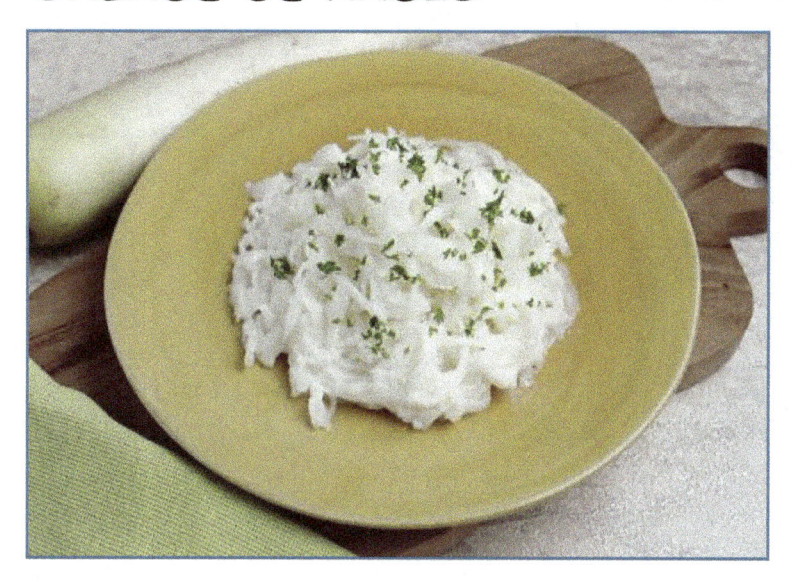

S

Portions: 4

INGRÉDIENTS

- 2 pièces   Radis, blanc, frais
- 4 cuillères à soupe   Yaourt nature
- 3 cuillères à soupe   Crème fouettée
- 1 prix sel

PRÉPARATION

Lavez d'abord bien les radis blancs, épluchez-les et râpez-les ou coupez-les dans un bol.

Mélangez ensuite le yaourt, la crème et le sel pour la vinaigrette et faites mariner la salade de radis avec.

RIZ DE LA VAPEUR

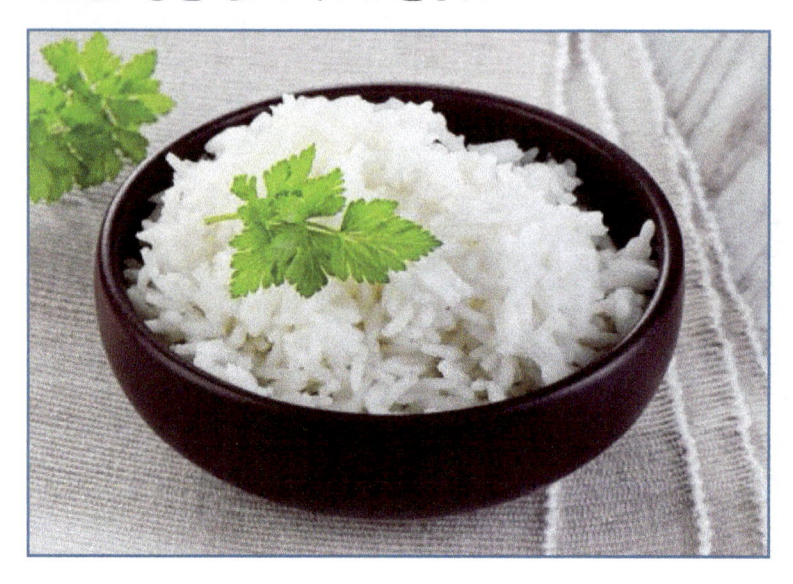

S

Portions: 6

INGRÉDIENTS

- 500 G Riz à grain long
- 1 TL   sel
- 750 ml l'eau

PRÉPARATION

Pour le riz et l'eau, la proportion de 1 à 1,5 est généralement supposée dans le cuiseur à vapeur. Il y a donc 1 1/2 tasse d'eau pour chaque tasse de riz

Versez l'eau dans le cuiseur vapeur et versez le riz dans un récipient non perforé du cuiseur vapeur et ajoutez un trait d'eau.

Ensuite, ajoutez du sel, remuez bien, réglez le cuiseur vapeur à 100 degrés et faites cuire le riz pendant environ 20-25 minutes.

Servez le riz de la vapeur avec n'importe quel autre plat.

Conseils sur la recette

Idéal avec de la dorade aux légumes ou simplement des légumes cuits à la vapeur pour une utilisation optimale du cuiseur vapeur et pour préparer un repas léger et sain.

Avec cette forme de préparation, tous les ingrédients contenus dans le riz, y compris certaines vitamines sensibles, sont conservés dans leur forme d'origine. De plus, le riz cuit dans le cuiseur vapeur est beaucoup plus savoureux et moins égoutté que dans le cas de la cuisson conventionnelle.

Les informations ci-dessus concernent les variétés de riz spécifiées. Avec du riz parfumé basmati ou thaï, cela prend un peu moins de temps, 20 minutes de cuisson devraient suffire. Avec une pincée de vinaigre de riz et un peu de sucre, vous pouvez également créer le riz à sushi parfait en 20 minutes de cuisson.

RATATOUILLE DE LA VAPEUR

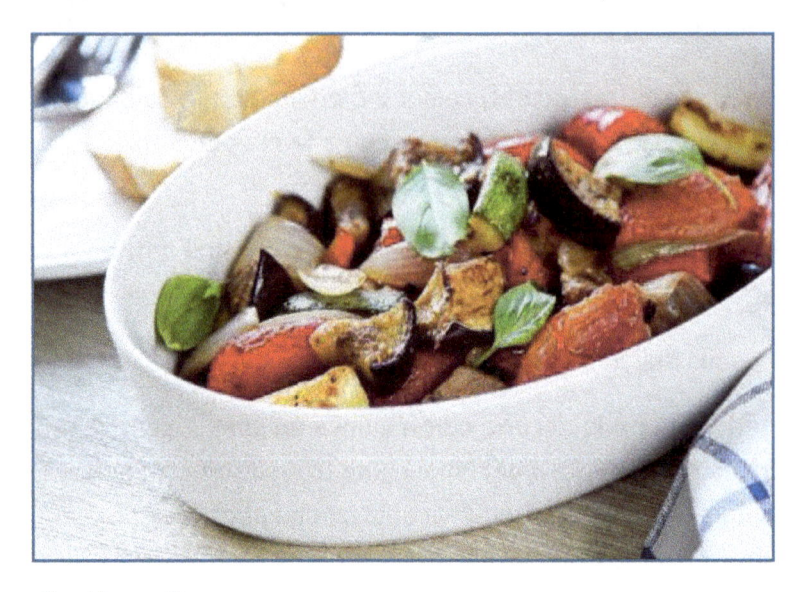

Portions: 2

INGRÉDIENTS

- 1 prix   poivre
- 2 pièces   tomates
- 300 GRAMMES   courgette
- 1 pc   oignon
- 1 pc   Poivron rouge
- 1 prix sel
- 1 pc   gousse d'ail
- 1 Fédération   Origan
- 100 ml Bouillon de légumes
- 2 cuillères à soupe   Pesto Rosso
- 1 pc   aubergine

PRÉPARATION

Pour une ratatouille à la vapeur, lavez d'abord les poivrons, retirez-les du cœur et coupez les gousses en morceaux de deux centimètres.

Lavez les courgettes et l'aubergine, coupez-les en quatre dans le sens de la longueur et coupez-les en morceaux d'environ deux centimètres d'épaisseur.

Épluchez et hachez grossièrement l'oignon.

Épluchez l'ail et hachez-le en fines lamelles.

Cueillir les feuilles d'origan des tiges, laver, secouer et hacher.

Placer les légumes dans un cuiseur vapeur non perforé et incorporer l'ail, l'origan, le sel et le poivre.

Maintenant, faites cuire le tout à 100 ° C pendant environ 10 minutes, puis assaisonnez à nouveau avec du sel et du poivre.

Pendant ce temps, coupez les tomates en travers, mettez-les brièvement dans de l'eau bouillante, puis laissez-les tremper sous l'eau froide, peler, couper en quartiers et évider.

Maintenant, mélangez soigneusement les morceaux de tomates avec les légumes restants et continuez à cuire à la vapeur pendant encore trois à quatre minutes.

Enfin, porter à ébullition le bouillon de légumes, incorporer le pesto rosso et verser le bouillon sur les légumes.

SOUPE DE RADIS À LA

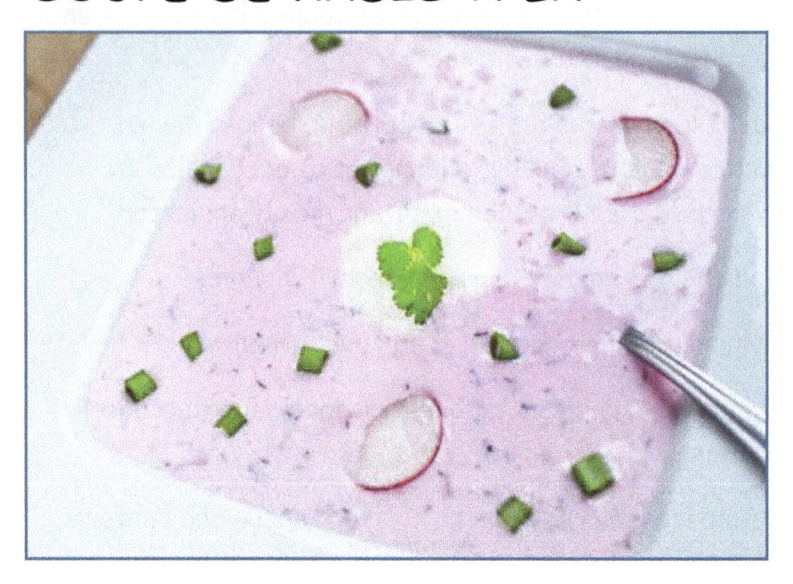

S

Portions: 4

INGRÉDIENTS

- 600 G Pommes de terre
- 1 prix sel
- 1 prix poivre
- 400 G un radis
- 1 Fédération Oignons de printemps
- 1 cuillère à soupe   Bouillon de légumes
- 25 G Feuilles de menthe
- 100G Crème fouettée

PRÉPARATION

Lavez les pommes de terre, épluchez-les, coupez-les en petits morceaux et faites-les cuire avec le bouillon de légumes dans 800 ml d'eau salée pendant environ 15 minutes.

En attendant, lavez les radis et les oignons nouveaux et coupez-les en tranches. Mettez environ 2 radis de côté, ceux-ci serviront plus tard de décoration pour la soupe.

Maintenant, ajoutez les tranches radis, les feuilles de radis lavées, les feuilles de menthe lavées et les oignons de printemps aux pommes de terre bouillantes. Laissez mijoter encore 10 minutes.

Ensuite, réduisez en purée tout le contenu de la casserole avec un bâton, incorporez la crème et assaisonnez avec du sel et du poivre.

Maintenant, coupez les radis remis en tranches et coupez la ciboulette lavée en rouleaux. La soupe de radis avec les deux ingrédients garnir.

PORRIDGE DE QUINOA

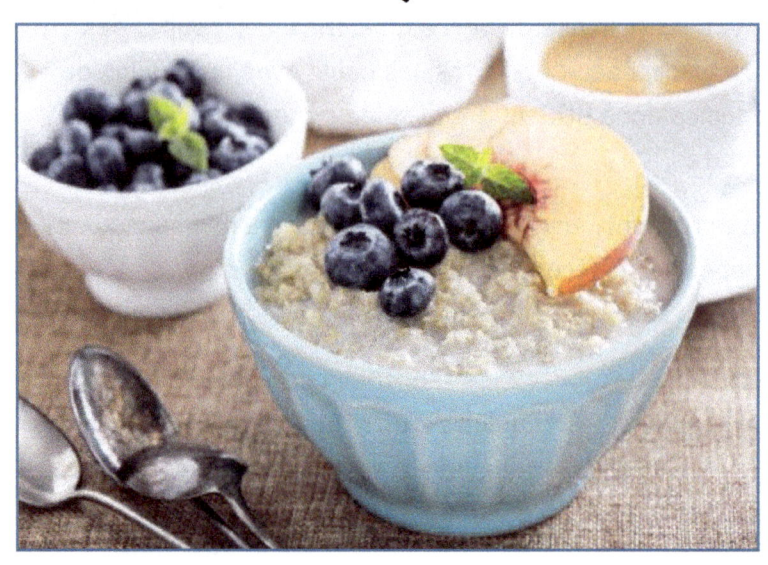

S

Portions: 4

INGRÉDIENTS

- 1 pc   Gousse de vanille
- 220 G quinoa
- 270 ml Lait d'amande
- 220 ml l'eau
- 1 TL   Cannelle moulue
- 3 cuillères à soupe   Sucre, brun
- 1 prix sel
- 120 G Myrtilles, pour la garniture
- 1 pc   Pêche, pour la garniture

PRÉPARATION

Pour la bouillie de quinoa, coupez d'abord la gousse de vanille dans le sens de la longueur et grattez la pulpe de vanille.

Mélangez ensuite la pulpe avec la gousse de vanille, le quinoa, le lait d'amande, l'eau, la cannelle, le sucre et un peu de sel dans une casserole, portez à ébullition couvercle fermé et laissez mijoter doucement pendant environ 20 minutes. Cuire jusqu'à ce que le quinoa ait absorbé tout le liquide.

En attendant, lavez et triez les myrtilles. Lavez, évidez et coupez finement la pêche.

Enfin, mettez la bouillie (sans la gousse de vanille) dans des petits bols à dessert et garnissez avec les fruits (et éventuellement une feuille de menthe).

QUINOA RAGOÛT

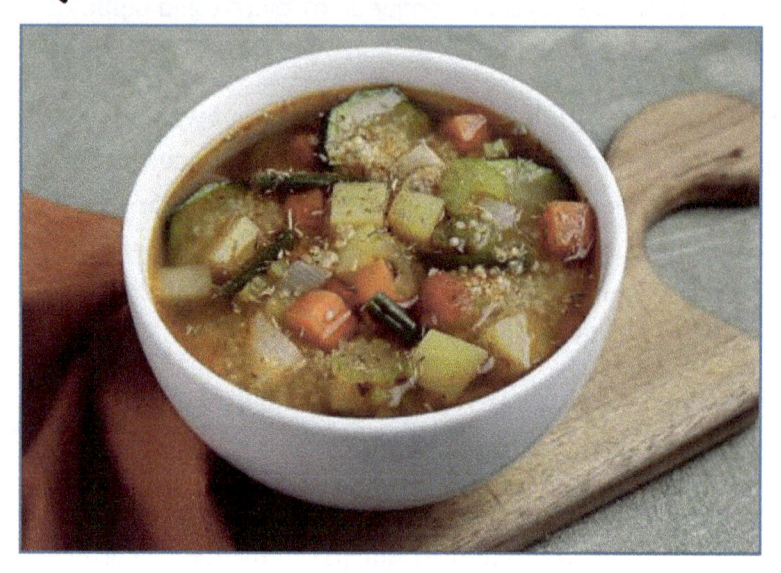

S

Portions: 4

INGRÉDIENTS

- 80 G Oignons
- 250 G Pommes de terre
- 150 G Carottes
- 200 G courgette
- 200 G tomates
- 100G haricots verts
- 150 G Chou-rave
- 60 G Céleri
- 1 cuillère à soupe   huile d'olive
- 100G quinoa
- 850 ml bouillon de légumes

- 1 cuillère à soupe   basilic
- 1 TL   thym
- 1 TL   Romarin
- 1,5 cuillère à soupe de sel
- 1 cuillère à soupe   poivre

PRÉPARATION

Épluchez les oignons et coupez-les en petits cubes. Épluchez et lavez les pommes de terre et les carottes et coupez-les également en cubes.

Retirer les racines et les tiges des courgettes, les laver et les couper en morceaux.

Faites bouillir brièvement les tomates avec de l'eau chaude, puis rincez à l'eau froide, pelez la peau et coupez également les tomates en cubes.

Ensuite, coupez les deux extrémités des haricots, épluchez les fils avec un couteau bien aiguisé, puis lavez les haricots et coupez-les en morceaux d'environ 3 cm de long. Ensuite, épluchez le chou-rave, lavez-le et coupez-le en cubes.

Lavez le céleri, retirez les fils avec un couteau bien aiguisé et coupez le céleri en tranches.

Chauffer ensuite l'huile d'olive dans une casserole et y faire dorer brièvement les cubes d'oignon et les légumes (pommes de terre, carottes, courgettes, tomates, haricots, chou-rave et céleri).

Ajoutez maintenant le quinoa, mélangez le tout, versez le bouillon de légumes, assaisonnez de sel et de poivre, portez à ébullition et laissez mijoter doucement pendant 15-20 minutes à basse température.

En attendant, lavez le thym, le romarin et le basilic, secouez et coupez en petits morceaux.

Enfin, affinez le ragoût de Qunoa avec les herbes, assaisonnez de sel et de poivre et servez.

FROMAGE À LA CAISSE

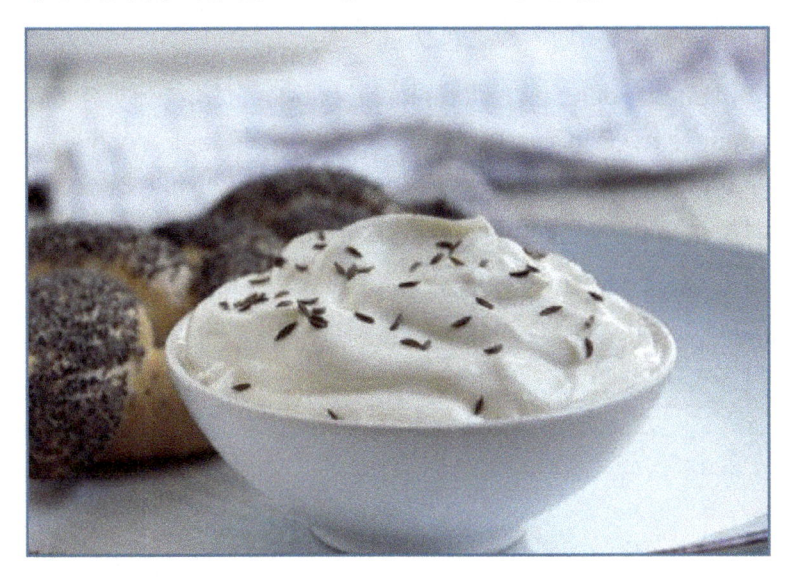

S

Portions: 4

INGRÉDIENTS

- 2 pièces   gousse d'ail
- 1 TL   Graine de carvi
- 1 cuillère à café   Poudre de paprika, noble sucré
- 1 prix sel
- 1 prix poivre
- 125 G Crème aigre
- 2 cuillères à soupe   moutarde
- 250 G Quark
- 1 pc   oignon

PRÉPARATION

Épluchez et hachez l'oignon et l'ail.

Maintenant, dans un bol, mélangez les ingrédients préparés avec le fromage blanc, la moutarde, la crème sure, les graines de carvi et la poudre de paprika pour obtenir une masse crémeuse.

Enfin, assaisonnez le fromage blanc avec du sel et du poivre et laissez infuser 30 minutes au réfrigérateur.

QUARK AVEC SAUCE AUX FRUITS DE LA PASSION

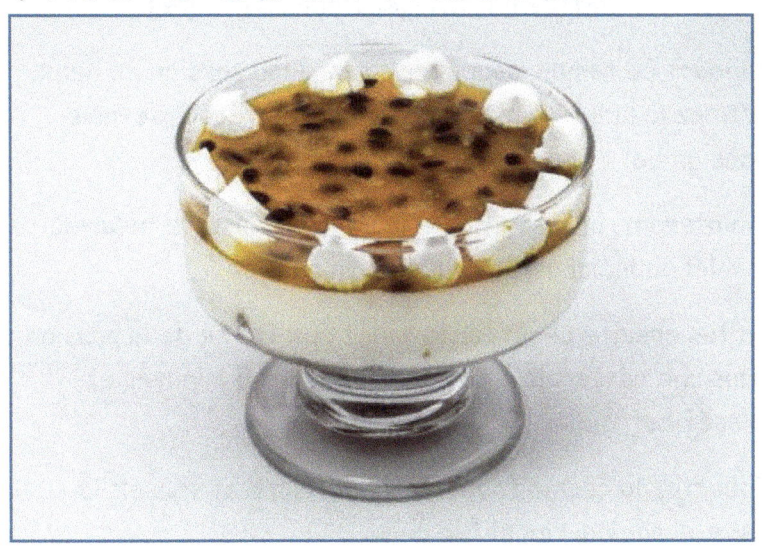

Portions: 1

INGRÉDIENTS

- 125 G   quark faible en gras
- 1 TL   Sirop d'agave
- 1 pc   Fruit de la passion
- 1 TL   amidon alimentaire
- 1 pc   Orange
- 1 cuillère à soupe   Miel, liquide
- 50 ml   Crème fouettée

PRÉPARATION

Mélangez d'abord le fromage blanc avec le sirop d'agave et mettez au réfrigérateur 10 minutes.

Pendant ce temps, coupez le fruit de la passion en deux, retirez la pulpe et mélangez-la avec la fécule de maïs dans un bol.

Maintenant, pressez l'orange et incorporez le jus avec le miel du mélange de fruits de la passion.

Faites ensuite chauffer la sauce aux fruits de la passion dans une casserole à feu doux pendant 5 minutes et laissez refroidir.

Fouettez la crème fouettée très ferme et versez-la dans un sac qui remplit la peau.

Enfin, mettez le fromage blanc dans un verre à dessert, versez dessus la sauce aux fruits de la passion, assaisonnez de petites touches avec la chantilly et servez.

TREMPETTE AU FROMAGE COTTAGE AVEC CRESS

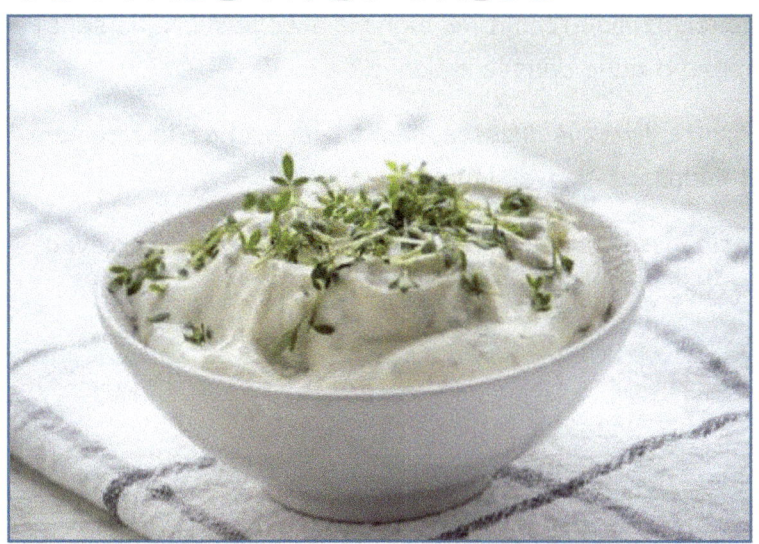

Portions: 4

INGRÉDIENTS

- 1 pc   oignon
- 1 Fédération   cresson
- 200 G Quark
- 4 cuillères à soupe   Crème fouettée
- 1 TL   huile
- 1 prix du sucre
- 1 prix Poivre blanc

PRÉPARATION

Épluchez d'abord l'oignon et hachez-le finement.

Ensuite, mélangez la crème avec le fromage blanc.

Mélangez maintenant les oignons avec le sucre, le sel et un peu d'huile dans le mélange de caillé.

Ensuite, lavez le cresson, séchez-le, hachez-le finement et mélangez-le avec le quark.

Enfin, assaisonnez la trempette au fromage blanc avec du cresson au poivre et servez.

QUARK DIP POUR POMMES DE

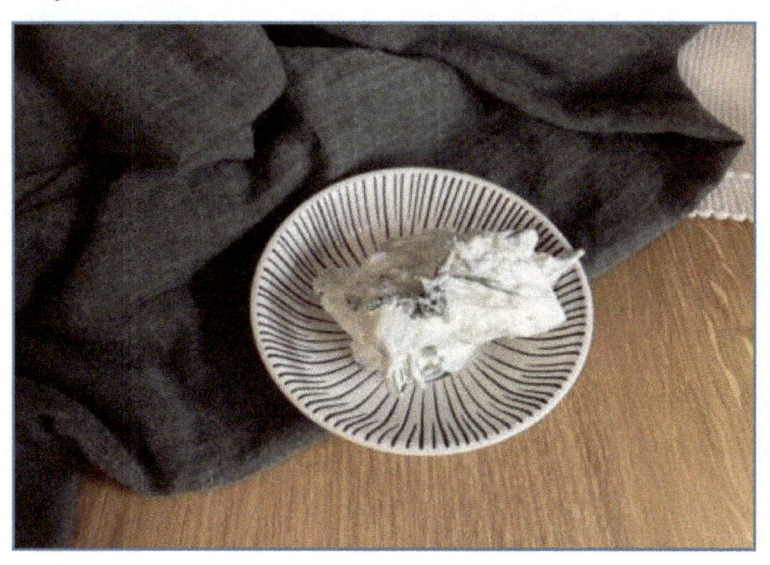

S

Portions: 4

INGRÉDIENTS

- 250 G quark faible en gras
- 1 pc   gousse d'ail
- 2 cuillères à soupe   Eau minérale
- 4 cuillères à soupe   Herbes, mélangées, fraîchement hachées
- 2 TL Jus de citron
- 1 entre   persil
- 1 prix Poivre blanc
- 1 prix sel

PRÉPARATION

Mélangez d'abord le quark avec l'eau minérale.

Épluchez et hachez l'ail, puis ajoutez les herbes (éventuellement persil, aneth, cerfeuil) au fromage blanc.

Assaisonnez ensuite la trempette au fromage blanc pour les pommes de terre avec du sel et du poivre et assaisonnez soigneusement avec du jus de citron.

Avant de servir, garnir la trempette de feuilles de persil lavées et épépinées.

TURQUIE SCHNITZEL AU RIZ

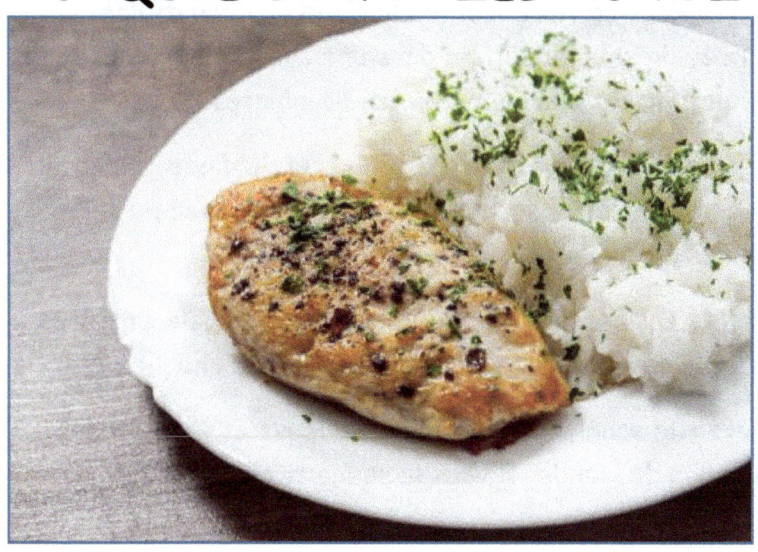

Portions: 4

INGRÉDIENTS

- 4 pièces   Escalope de dinde
- 1 prix sel
- 1 prix poudre de curry
- 2 cuillères à soupe   huile
- 1 prix poivre

pour le riz

- 1 prix sel
- 1 tasseriz
- 2 tasses   l'eau

PRÉPARATION

Pour le schnitzel de dinde avec du riz, préparez d'abord le riz. Pour ce faire, portez le riz avec l'eau et une pincée de sel à ébullition dans une casserole, réduisez le feu et laissez cuire environ 15-20 minutes.

En attendant, lavez bien le schnitzel de dinde, séchez-le avec du papier absorbant et assaisonnez avec du sel, du poivre et du curry.

Faites ensuite chauffer l'huile dans une poêle et faites revenir le schnitzel environ 5 minutes de chaque côté.

Servir le schnitzel de dinde avec le riz et y verser le bouillon de viande, si vous le souhaitez.

Rouleau de dinde rôtie

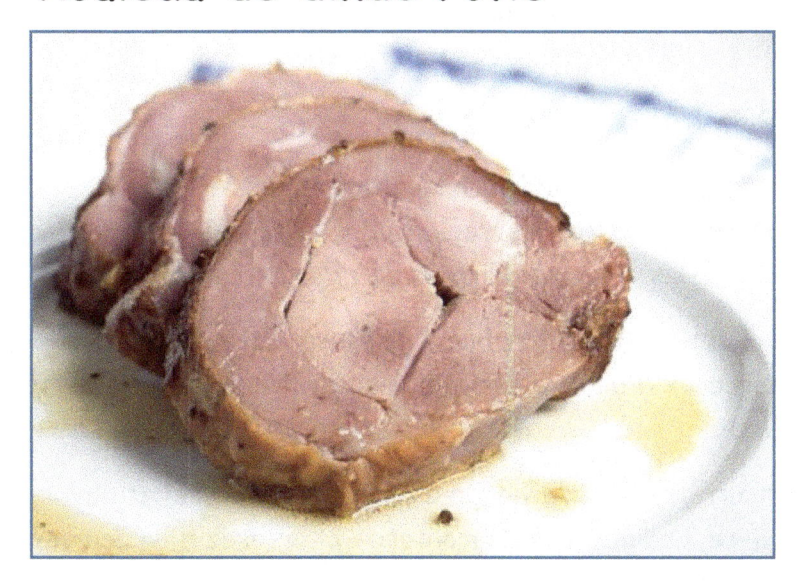

S

Portions: 6

INGRÉDIENTS

- 200 G Pruneaux
- 1,2 kg Poitrine de dinde, rôtie en rouleau
- 1 TL sel
- 0,5 TL poivre
- 2 TL moutarde
- 3 Spr Vinaigre de fruits
- 2 pièces Oignon, haché
- 1 pc Gousse d'ail, hachée
- 1 cuillère à soupe Mélisse, hachée
- 5 cuillères à soupe chapelure
- 1 pc Oeuf

- 4 cuillères à soupe   huile
- 125 ml vin rouge
- 150 ml Fromage crème fraîche

PRÉPARATION

Versez de l'eau tiède sur les pruneaux et laissez tremper 4 heures. Versez ensuite les prunes au tamis, coupez-les en deux, dénoyautez et coupez en cubes.

Maintenant, mélangez bien la mélisse, l'oignon et les morceaux d'ail, la chapelure, les morceaux de prune et l'œuf.

Ensuite, frottez la viande d'un côté avec du sel et du poivre, badigeonnez de moutarde et arrosez d'un peu de vinaigre.

Étalez la garniture aux prunes sur la viande et roulez-la - enveloppez-la avec de la ficelle de cuisine.

Ensuite, laissez l'huile chauffer dans une poêle et faites revenir le rôti partout.

Cuire ensuite au four préchauffé (220 ° de haut et de bas) pendant 30 minutes. Après 10 minutes de torréfaction, lorsque le rôti a pris une certaine couleur, versez 400 ml d'eau chaude autour de la viande. Pendant le temps de rôtissage, versez le bouillon de viande sur le rôti encore et encore.

Laissez le rôti de dinde fini reposer au four pendant encore 10 minutes. Pendant ce temps, versez le rôti au tamis, affinez avec du vin et de la crème fraîche ainsi que du sel et du poivre.

JAMBE DE TURQUIE BRAISÉE

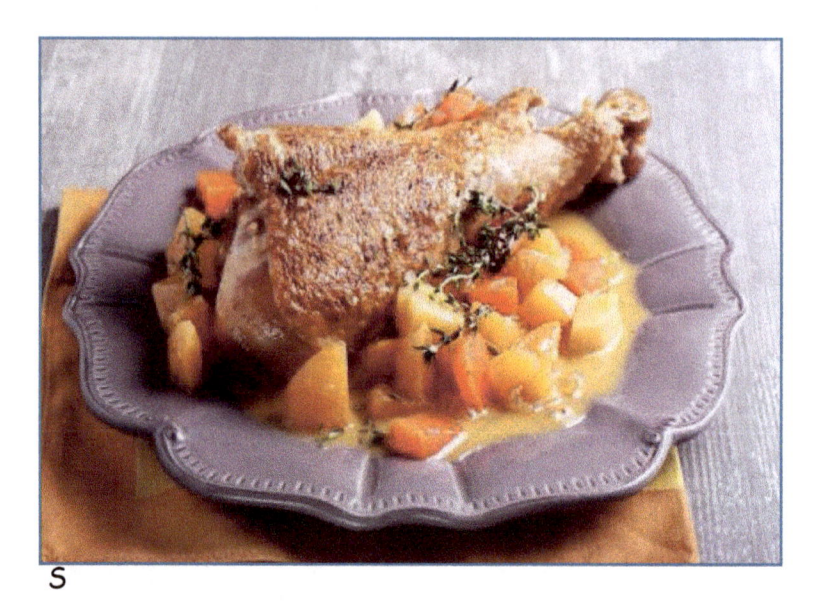

S

Portions: 4

INGRÉDIENTS

- 1 pc   Cuisse de dinde (environ 1,5 kg)
- 2 pièces   Carottes
- 2 pièces   Oignons
- 1 pc   Feuille de laurier
- 5 pièces   Gousses d'ail
- 5 pièces   Baies de genièvre, pressées
- 1 entre   Romarin
- 1 entre   thym
- 1,5 TL Poudre de paprika, noble sucré
- 1 tassesel
- 0,5 TL poivre

- 2 cuillères à soupe   huile
- 250 ml Bouillon de légumes
- 1 prix   amidon alimentaire
- 2 pièces   Pommes de terre

PRÉPARATION

Préchauffez d'abord le four à 180 degrés (chaleur de haut en bas).

Lavez la cuisse de dinde, séchez-la et frottez-la bien partout avec du sel, du poivre et de la poudre de paprika.

Ensuite, faites chauffer un peu d'huile dans une poêle spacieuse ou une rôtissoire et faites-y revenir la cuisse de dinde. Placez ensuite la casserole dans le four préchauffé et laissez mijoter encore une heure. Pendant ce temps, versez un peu de bouillon de légumes sur la cuisse de dinde.

En attendant, grattez et coupez grossièrement la carotte. Épluchez, lavez et coupez les pommes de terre en gros morceaux. Épluchez et hachez les oignons et l'ail.

Ajoutez ensuite les légumes, la feuille de laurier, les baies de genièvre, le romarin et le thym à la cuisse dans la poêle à rôtir et faites revenir pendant encore 30 minutes.

La cuisse de dinde braisée de la casserole. Versez les légumes et la sauce au tamis. Mélangez le liquide avec la fécule de maïs, assaisonnez de sel et de poivre puis ajoutez à nouveau les légumes.

Enfin, servez la cuisse de dinde braisée avec les légumes cuits et la sauce.

Curry de dinde à l'ananas

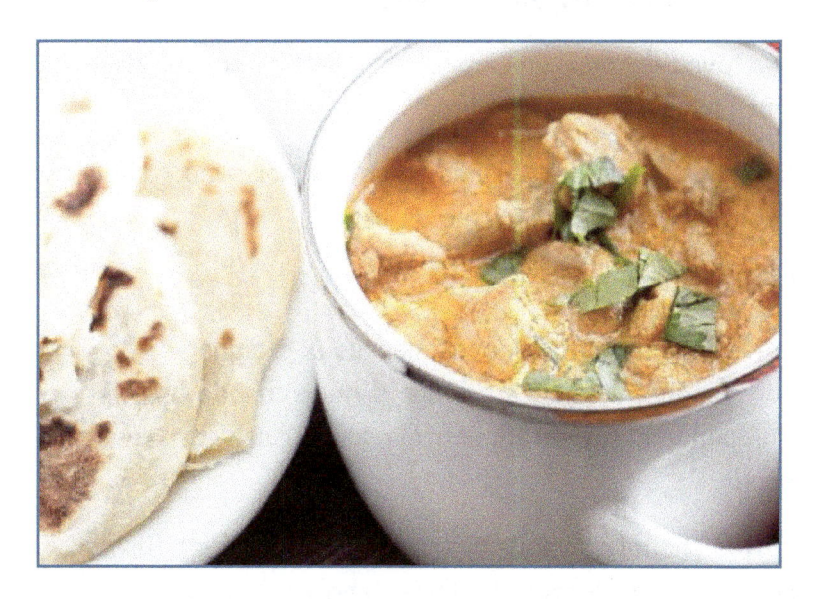

Portions: 4

INGRÉDIENTS

- 350 G viande de dinde
- 2 pièces   Oignon, haché
- 1 pc   Poivron vert
- 250 G Ananas, frais
- 1 pc   banane
- 2 cuillères à soupe   Huile végétale, neutre
- 200 ml Lait de coco, non sucré
- 1,5 TL poudre de curry
- 1 TL   Poudre de Tandoori
- 1 prix sel

PRÉPARATION

Rincer la viande de dinde à l'eau froide, la sécher en tapotant et la couper en cubes.

Nettoyez les poivrons, épépinez, lavez et coupez en fines lanières.

Coupez la pulpe de l'ananas en petits morceaux, en découpant la tige en forme de coin.

Peler et trancher la banane.

Faites maintenant frire les morceaux d'oignon et de poivron dans 1 cuillère à soupe d'huile chaude dans le wok pendant environ 1 minute, puis poussez-les vers le bord.

Faites chauffer l'huile restante dans le wok et faites revenir les morceaux de dinde pendant 3 minutes.

Mélangez le résidu de rôti avec le lait de coco et ajoutez les morceaux d'ananas et les tranches de banane.

Ajoutez ensuite le curry et la poudre de tadoori et mélangez le tout. Porter à ébullition brièvement et assaisonner de sel.

Rôti de dinde classique

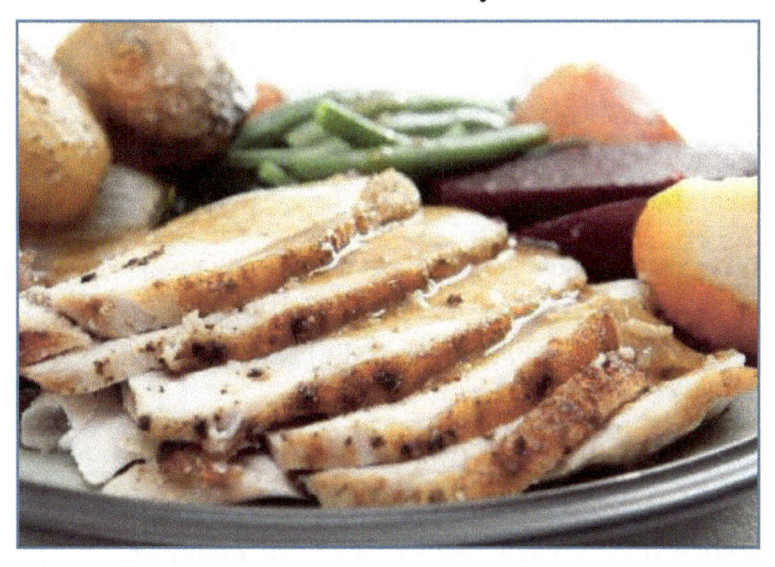

S

Portions: 4

INGRÉDIENTS

- 1 pc   Dinde rôtie (désossée, env.1 kg)
- 2 pièces   oignon (Moyen)
- 200 ml Bouillon de légumes
- 1 cuillère à soupe   moutarde
- 1 cuillère à soupe   mon chéri
- 1 cuillère à soupe   huile d'olive
- 1 prix sel
- 1 prix Poivre (fraîchement moulu)
- 1 TL   marjolaine
- 1 TL   thym

PRÉPARATION

Lavez d'abord le rôti de dinde sous l'eau courante, puis séchez-le. Massez bien de tous les côtés avec du sel et du poivre. Mélangez ensuite l'huile d'olive, le miel et la moutarde en une pâte crémeuse et enrobez complètement la viande.

Mettez maintenant le rôti dans un plat ou une plaque allant au four. Déposer le bacon dessus et faire revenir le rôti à 180 ° (préchauffé, ventilé) pendant environ 30 minutes.

Pendant ce temps, assaisonner 200 ml de bouillon de légumes avec du poivre, du thym et de la marjolaine et mettre au four pour la friture. Ensuite, étalez les oignons pelés et coupés en quartiers autour du rôti et faites-les frire pendant encore 60 minutes.

Entre les deux (toutes les 10 à 15 minutes), versez le bouillon sur le rôti afin que le bacon ne brûle pas. S'il fait trop sombre, retirez-le.

Après le temps de cuisson, éteignez le four et laissez reposer le rôti encore 2-3 minutes. Enfin, coupez le rôti en tranches encore chaud sur une planche et disposez-le sur une assiette. Passer le bouillon de viande au tamis et épaissir brièvement avec 1 cuillère à café de fécule de maïs à feu moyen. Versez-le sur les tranches de dinde et servez.

SHASHLIK DE TURQUIE ET LÉGUMES

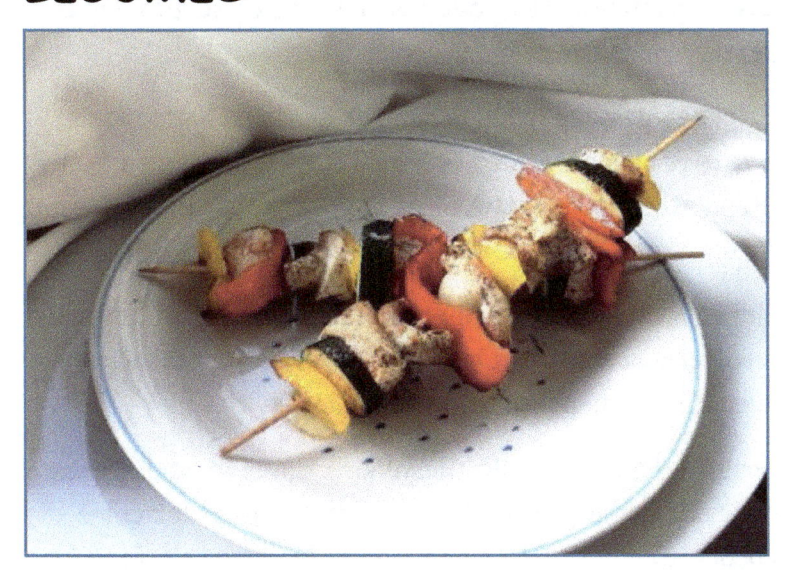

Portions: 4

INGRÉDIENTS

- 400 G Poitrine de dinde, fraîche
- 2 pièces   Poivrons, jaunes et rouges
- 2 pièces   Échalotes
- 1 pc   courgette
- 8 pièces   Champignons, frais
- 1 prix sel
- 1 prix Poivre blanc
- 1 TL   Poudre de paprika, noble sucré
- 2 cuillères à soupe   huile d'olive

PRÉPARATION

Lavez d'abord la poitrine de dinde, séchez-la et coupez-la en petits morceaux.

Lavez, nettoyez et évidez les poivrons et coupez-les en petits morceaux.

Épluchez et coupez les échalotes en deux. Nettoyez et lavez les courgettes et coupez-les en tranches de 1 cm d'épaisseur, puis nettoyez et coupez les champignons en deux.

Placez maintenant les morceaux de viande et de légumes en alternance sur des brochettes en bois et assaisonnez avec du sel, du poivre et du paprika.

Ensuite, faites frire le shashlik de dinde et de légumes dans une poêle avec de l'huile chaude et laissez cuire encore 10 minutes à feu doux avec le couvercle fermé.

PORRIDGE AU YAOURT

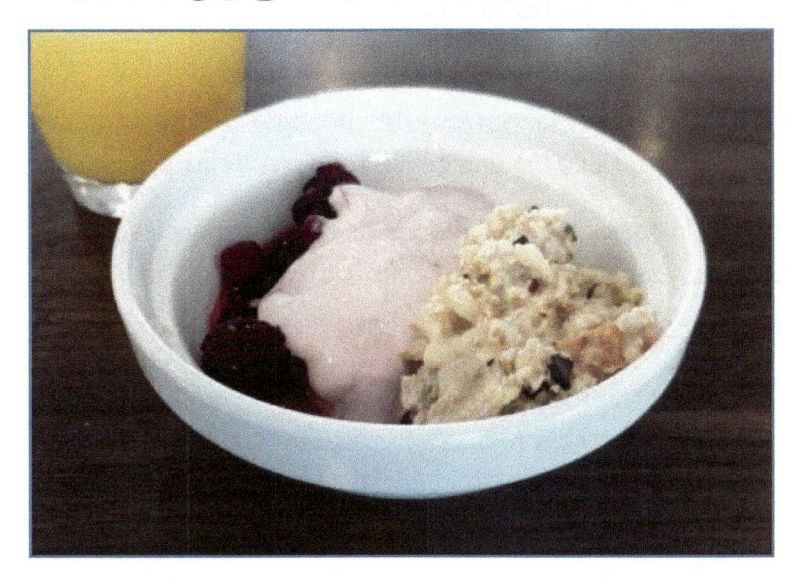

S

Portion: 2

INGRÉDIENTS

- 1 tasse gruau
- 1,5 tasse   l'eau
- 1 prix sel
- 200 mg   Yaourt, par exemple yogourt à la fraise, yogourt nature, etc.
- 4 cuillères à soupe   Fruits, marinés ou frais

PRÉPARATION

Pour la bouillie classique, faites griller brièvement les flocons d'avoine dans une poêle enduite sans huile.

Mettez ensuite les flocons d'avoine dans une casserole avec l'eau et ajoutez un peu de sel.

Porter la casserole à ébullition, en remuant constamment, et laisser mijoter pendant 3-4 minutes - jusqu'à ce qu'elle ait une consistance molle et pâteuse.

Enfin, disposez la bouillie dans des bols et garnissez avec du yaourt (par exemple naturel ou fraise) et quelques fruits frais.

PORRIDGE AUX GRAINES DE

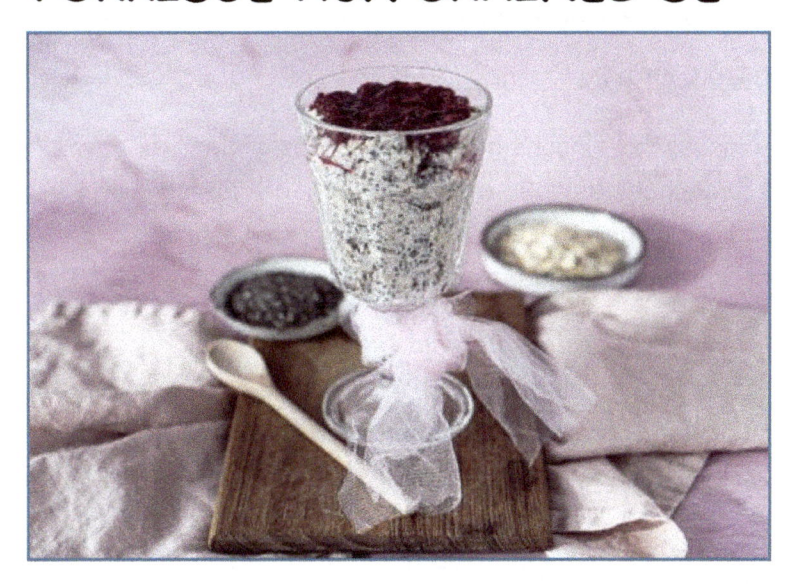

S

Portion: 4

INGRÉDIENTS

- 400 G gruau
- 1 cuillère à soupe   Coquelicot
- 3 cuillères à soupe   Graines de chia
- 400 ml Lait d'amande
- 1 prix cannelle

Pour la sauce

- 200 G Framboises, fraîches ou surgelées
- 1 cuillère à soupe   mon chéri

- 1 coup Jus de citron
- 1 prix cardamome

PRÉPARATION

Mélangez les flocons d'avoine avec les graines de pavot et la cannelle la veille et versez la moitié du lait d'amande dans un bol. Ensuite, laissez infuser au réfrigérateur pendant la nuit.

Mélangez les graines de chia avec le reste du lait d'amande dans un autre bol afin qu'il ne reste pas de grumeaux et placez-les également au réfrigérateur pendant la nuit.

Le lendemain, mélangez la farine d'avoine avec les graines de chia.

Ensuite, sélectionnez les framboises et portez à ébullition dans une petite casserole avec du citron, du miel et de la cardamome à feu moyen et réduisez en purée avec un mélangeur à main.

Remplissez le porridge de graines de chia par petits coups et versez dessus la sauce chaude aux framboises.

BASE POLENTA

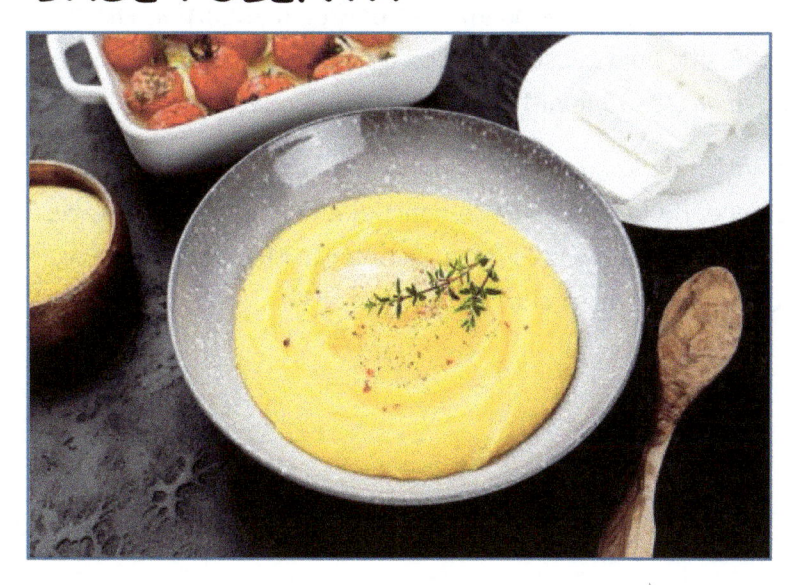

S

Portion: 4

INGRÉDIENTS

- 1 l   l'eau
- 250 G polenta
- 2 cuillères à soupe   Margarine, végétalienne
- 1 TL   sel
- 1 prix poivre
- 1 prix Muscade, râpé
- 0,5 TL Jus de citron
- 0,5 TL Poudre de paprika, noble sucré

PRÉPARATION

Porter d'abord l'eau à ébullition dans une casserole, puis saupoudrer de polenta et porter à ébullition en remuant; puis laissez gonfler à feu doux pendant environ 25-30 minutes en remuant régulièrement.

À la fin de la cuisson, ajoutez du beurre, du sel, du poivre, de la muscade, du paprika en poudre et du jus de citron, puis servez la base de polenta tiède ou utilisez-la pour d'autres recettes.

RECETTE DE PÂTE À PIZZA DE BASE

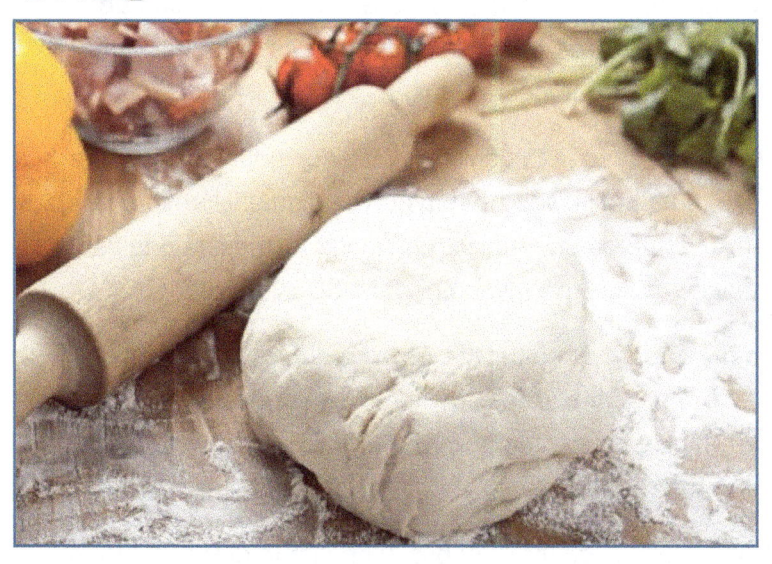

S

Portions: 4

INGRÉDIENTS

- 200 ml Eau, tiède
- 20 G   Levure, fraîche
- 350 G Farine, type 501
- 1 cuillère à soupe   Miel pour dissoudre la levure
- 2 cuillères à soupe   Huile d'olive ou huile de colza
- 2 TL   sel
- 1 prix du sucre

PRÉPARATION

Pour la pâte à pizza, tamisez d'abord la farine dans un bol. La levure est dissoute dans du miel (ou dans de l'eau) et ajoutée à la farine avec l'eau, le sel, l'huile d'olive et une pincée de sucre.

Mélangez avec le crochet pétrisseur pour former une pâte, puis pétrissez bien avec vos mains. Une fois la pâte pétrie en une masse uniforme, étalez-la à la taille désirée et laissez lever pendant 30 minutes.

La pizza peut être garnie à votre guise. Cependant, c'est une bonne idée d'utiliser la sauce tomate classique et de faire preuve de créativité avec la garniture.

Important: n'en mettez pas trop sur la pizza, sinon la pâte ne pourra pas respirer suffisamment lors de la cuisson. Après la garniture, faites cuire au four à 200 degrés (convection) pendant environ 20 minutes puis dégustez!

COURGE AU BUTTERNUT ÉPICÉE DU FOUR

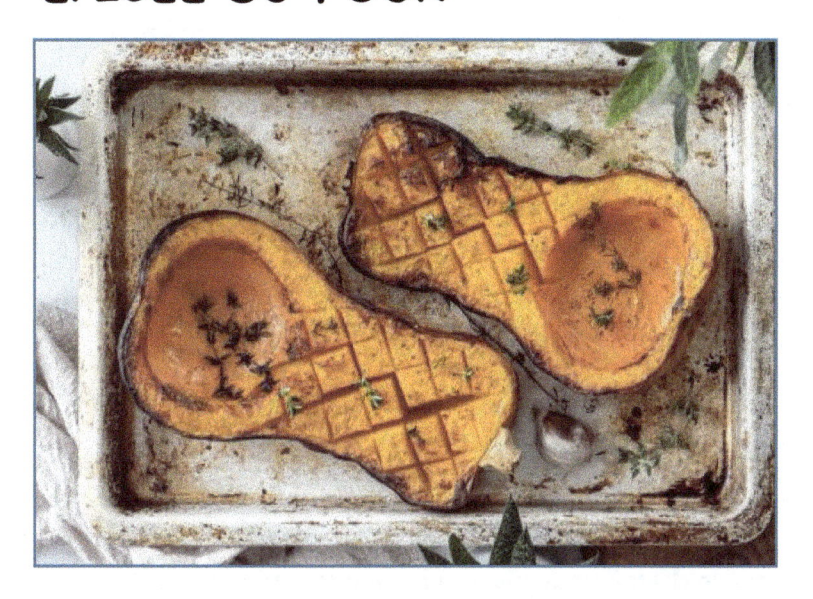

Portions: 4

INGRÉDIENTS

- 1 pc   Citrouille (butternut)
- 0,5 TL Graines de fenouil
- 2 TL   Graines de coriandre
- 1 prix Chili en poudre (au besoin)
- 1 pc   gousse d'ail
- 4 entre origan, frais
- 1 prix sel et poivre
- 2 cuillères à soupe   huile d'olive

PRÉPARATION

Lavez d'abord la citrouille, coupez-la en deux, grattez l'intérieur fibreux et les graines avec une cuillère et retirez-la.

Ensuite, broyez les graines de fenche, les graines de coriandre et le piment en poudre dans un mortier et incorporez le sel et le poivre.

Maintenant, épluchez la gousse d'ail, hachez, ajoutez et mélangez vigoureusement, puis mettez la pâte d'herbes dans un bol, ajoutez l'huile d'olive et mélangez bien. Lavez l'origan et secouez-le.

Ensuite, préchauffez le four à 200 degrés de chaleur haut / bas, badigeonnez la citrouille avec la pâte d'assaisonnement, placez-la dans un plat allant au four, ajoutez les brins d'origan et faites cuire pendant environ 30 minutes jusqu'à ce que la citrouille soit ramollie.

Enfin, divisez la courge musquée épicée du four en 4 portions, disposez-les sur des assiettes et servez.

CONCLUSION

Si vous voulez perdre quelques kilos, le régime pauvre en glucides et en gras atteindra éventuellement vos limites. Bien que le poids puisse être réduit avec les régimes, le succès n'est généralement que de courte durée car les régimes sont trop unilatéraux. Alors si vous souhaitez perdre du poids et éviter un effet yo-yo classique, vous devriez plutôt vérifier votre bilan énergétique et recalculer vos besoins caloriques quotidiens.

L'idéal est d'adhérer à une variante douce du régime faible en gras avec 60 à 80 grammes de matières grasses par jour à vie. Il aide à maintenir le poids et protège contre le diabète et les lipides sanguins élevés avec tous leurs risques pour la santé.

Le régime pauvre en graisses est relativement facile à mettre en œuvre car il suffit de renoncer aux aliments gras ou de limiter sévèrement leur proportion dans la quantité quotidienne de nourriture. Avec le régime pauvre en glucides, en revanche, une planification beaucoup plus précise et plus d'endurance sont nécessaires. Tout ce qui vous remplit vraiment est généralement riche en glucides et doit être évité. Dans certaines circonstances, cela peut conduire à des fringales et donc à un échec du régime. Il est essentiel que vous mangiez correctement. De nombreuses caisses légales d'assurance maladie proposent donc des cours de prévention ou vous rémunèrent pour des conseils nutritionnels personnalisés. De tels conseils sont extrêmement importants, surtout si vous décidez d'un régime amaigrissant dans lequel vous souhaitez modifier définitivement l'ensemble de votre alimentation. La prise en charge de ces mesures par votre assurance maladie privée dépend du tarif que vous avez souscrit.

Lightning Source UK Ltd.
Milton Keynes UK
UKHW020700200521
384048UK00001B/82